DOLOR DE ESPALDA

Causa físicas y emocionales

© Adolfo Pérez Agustí (2017)

ediciones masters@gmail.com

ISBN: 978-84-96319-69-1

ÍNDICE

Aunque el dolor de espalda parece un mal menor, pues no siempre está unido a un problema de salud grave, lo cierto es que con el tiempo se hace crónico y dificulta el desenvolvimiento del enfermo en su medio de trabajo y social. Centrado con frecuencia en la zona baja de la espalda, la zona lumbar, son frecuentes los casos de dolores que se centran en el cuello y que tiene su origen en la cadena muscular o las vértebras que rodean esa zona. No obstante, y esto quedará muy bien definido en este libro, hay que tener en cuenta que la columna torácica (también llamada espalda superior o espalda media) es muy diferente en forma y función de la columna cervical (cuello) o la columna lumbar (espalda baja). Mientras que el cuello y la espalda baja están diseñados para facilitarnos la movilidad, la columna torácica está diseñada para ser muy fuerte y estable, lo que nos permite mantenernos erguidos y para proteger los órganos internos vitales en el pecho. Debido a que esta sección de la columna vertebral tiene una gran estabilidad y sólo un movimiento limitado, en general hay poco riesgo de lesión o degeneración en el tiempo en la parte superior trasera. La zona lumbar, sin embargo, es mucho más débil y debe soportar los numerosos giros y torsiones de la cintura, así como ir siempre en dependencia de la cadera y los músculos abdominales que, por su fortaleza, ocasionan fuertes tensiones en la parte baja de la espalda.

CAPÍTULO 1

ANATOMÍA

Anatomía de la espalda superior

La palabra "torácica" significa perteneciente al pecho, y la columna torácica (también llamada la espalda superior o media de la espalda) es la porción de la columna vertebral que corresponde a la zona del pecho.

Se une a la columna cervical y se extiende hacia abajo alrededor de 12 cm más allá de la parte inferior de los omóplatos, donde se conecta con la columna lumbar.

La columna torácica está formada por doce vértebras, desde la T1 a la T12. Mientras que la columna cervical está diseñada para ser flexible, (por ejemplo, girar la cabeza) y la columna lumbar para la potencia y la flexibilidad (por ejemplo, levantar objetos pesados, tocar los dedos de los pies), la columna torácica está construida para la estabilidad. Esta estabilidad juega un papel importante para mantener el cuerpo en posición vertical y proporcionar protección a los órganos vitales del pecho.

Las doce vértebras en el medio de la columna vertebral con las costillas adjuntas forman la columna torácica. Cuando se ve lateralmente, esta sección de la columna vertebral es ligeramente cóncava.

Cada vértebra en la columna torácica está conectada a una costilla a ambos lados en todos los niveles y estas a su vez se encuentran en la parte delantera y adjuntas al esternón. Esto crea una jaula (la caja torácica) que proporciona protección estructural de los órganos vitales del corazón, los pulmones y el hígado, y también crea una cavidad para que los pulmones se expandan y contraigan.

Las nueve costillas superiores comienzan a partir de la columna vertebral, en una curvatura alrededor y se unen en la parte frontal del pecho. Debido a que las costillas están firmemente unidas en la parte posterior de la columna vertebral y la parte delantera (el esternón), permiten un movimiento muy limitado en la columna vertebral.

Las tres costillas inferiores no se juntan en la parte delantera y no funcionan para proteger los órganos vitales, pero permiten un poco más de movimiento.

Las uniones entre la vértebra torácica inferior (T12) y la vértebra madera superior (L1 en la espalda baja) permiten realizar movimientos de lado a lado.

Hay varias características de la columna torácica que lo distinguen de la columna lumbar y cervical:

Flexibilidad limitada.

La caja torácica está conectada a cada nivel de la columna torácica Y cada costilla está conectada firmemente a cada lado de cada vértebra torácica, extendiéndose a cada lado de la T1, otro par en la T2, y así sucesivamente. Las costillas conectadas alrededor de la T1 hasta la T10, en la parte delantera del cuerpo, se unen a la pared del pecho, o el esternón. En conjunto, la columna vertebral y la caja torácica proporcionan estabilidad y un espacio protegido para el corazón, los pulmones, el hígado y otros órganos vitales.

Las costillas conectadas a la T11 y T12 en la parte inferior de la columna torácica no llegan al esternón por delante, flotan, pero ofrecen protección para los riñones en la parte posterior del cuerpo. Debido a que tienen un poco menos de estabilidad, son ligeramente más propensas a problemas que pueden causar dolor.

Los discos intervertebrales

Entre cada una de las 24 vértebras no fusionadas de la columna vertebral están los discos intervertebrales, los cojines esponjosos que actúan como amortiguadores de choque. En la columna torácica, los discos intervertebrales son más delgados que en la columna cervical o inferior. Esto se suma a la inflexibilidad relativa de la columna torácica. A pesar de poseer discos más delgados, es menos común tener problemas de disco en la columna torácica debido a la flexibilidad limitada.

Canal espinal

La columna cervical y torácica forma un núcleo hueco protegido para la médula espinal para pasar a través del canal espinal. Este canal es más estrecho en la columna torácica, y por lo tanto la médula espinal está en riesgo de daño si una vértebra torácica está lesionada.

Anatomía y funciones de la columna cervical

La anatomía del cuello es una estructura bien diseñada de huesos, nervios, músculos, ligamentos y tendones. La columna cervical es delicada, pues alberga la médula espinal que envía mensajes desde el cerebro para controlar todos los aspectos del cuerpo y al mismo tiempo es muy flexible, lo que permite el movimiento en todas las direcciones.

El cuello comienza en la base del cráneo y a través de una serie de siete segmentos vertebrales se conecta a la columna torácica (la espalda superior). Con su compleja construcción intrincada, y las muchas tensiones y fuerzas que le pueden llegar a través de un trauma o de actividades cotidianas, la columna cervical está en riesgo de desarrollar una serie de condiciones dolorosas, tales como:

Enfermedad degenerativa del disco cervical

Hernia de disco cervical

Estenosis cervical

Osteoartritis cervical.

La columna cervical mantiene varias funciones cruciales, entre ellas:

Albergue y protección de la médula espinal.

Posee un manojo de nervios que se extiende desde el cerebro y se ejecuta a través de la columna cervical y torácica (espalda superior y media) antes de que termine justo antes de la columna lumbar (espalda baja). La médula espinal transmite mensajes desde el cerebro hasta el resto del cuerpo.

Apoyo de la cabeza y su movimiento.

La columna cervical y los hombros, literalmente, suponen una gran carga, ya que la cabeza pesa en promedio entre 4 y 5 kilos (10 y 13 libras). Además de sostener la cabeza, la columna cervical permite su flexibilidad, incluyendo rotación, flexión / extensión y los movimientos de flexión lateral.

Facilitar el flujo de sangre al cerebro.

Las aberturas vertebrales (agujero vertebral) en la columna cervical proporcionan una vía de paso para las arterias vertebrales para asegurar el flujo apropiado de la sangre.

Anatomía de la espalda baja

El primer paso para entender el dolor de espalda baja es apreciar el diseño normal (anatomía) de los tejidos de esta zona del cuerpo. Las estructuras importantes de la espalda baja que pueden estar relacionadas con los síntomas en esta región incluyen la columna lumbar ósea (vértebras), los discos entre las vértebras, los ligamentos alrededor de la columna vertebral y los discos, la médula espinal y los nervios, los músculos de la espalda baja, los órganos internos de la pelvis y el abdomen, y la piel que cubre la zona lumbar.

La columna lumbar ósea está diseñada de manera que las vértebras "apiladas" juntas pueden proporcionar una estructura de soporte móvil, al mismo tiempo que protegen la médula espinal de una lesión.

La médula espinal está compuesta de tejido nervioso que se extiende hacia abajo de la columna vertebral desde el cerebro. Cada vértebra tiene una apófisis espinosa, una prominencia ósea detrás de la médula espinal, que protege el tejido nervioso de un traumatismo o impacto.

Las vértebras también tienen un cuerpo vertebral delante de la médula espinal para proporcionar una plataforma adecuada para soportar el peso de todos los tejidos situados por encima de las nalgas. Las vértebras lumbares están situadas inmediatamente encima del hueso sacro que se encuentra entre las nalgas. En cada lado, el sacro y el hueso ilíaco de la pelvis forman las articulaciones sacroilíacas de las nalgas.

Los discos sirven como "almohadillas" entre los cuerpos vertebrales individuales y ayudan a minimizar el impacto de las fuerzas que actúan sobre la columna vertebral. Cada disco está diseñado con un componente central, más suave (núcleo pulposo) y un anillo exterior firme circundante (anillo fibroso). La porción central del disco puede salirse como ocurre en una hernia de disco a través del anillo exterior, causando irritación del tejido nervioso adyacente y ciática. Los ligamentos son fuertes tejidos fibrosos que unen firmemente los huesos a los huesos y unen cada una de las vértebras entre sí y rodean cada uno de los discos.

Los nervios proporcionan las sensaciones y estimulan los músculos de la espalda baja, así como las extremidades inferiores (muslos, piernas, pies y dedos de los pies) saliendo de la columna lumbar a través de portales óseos, o "agujeros".

Muchos grupos de músculos son responsables de la flexión, extensión, y rotación de la cintura, así como de mover las extremidades inferiores, que se unen a la columna lumbar a través de las inserciones del tendón.

La aorta y los vasos sanguíneos que transportan sangre hacia y desde las extremidades inferiores, pasan por delante de la columna lumbar en el abdomen y la pelvis. Rodeando estos vasos sanguíneos están los ganglios linfáticos y los tejidos del sistema nervioso involuntario que son importantes en el mantenimiento de la vejiga y el control del intestino.

El útero y los ovarios son estructuras pélvicas importantes situados enfrente de la pelvis de las mujeres, mientras que glándula de la próstata es una estructura significativa en los hombres. Los riñones están a cada lado de la parte posterior del abdomen inferior, en frente de la columna lumbar.

La piel sobre el área lumbar está inervada por los nervios que vienen de las raíces nerviosas que salen de la columna lumbar.

Función de la espalda baja

La parte baja de la espalda o área lumbar, sirve para una serie de funciones importantes en el cuerpo humano. Estas funciones incluyen soporte estructural, movimiento y protección de ciertos tejidos del cuerpo.

Cuando nos ponemos en pie, la espalda baja está funcionando para soportar el peso de la parte superior del cuerpo. Cuando doblamos o giramos la cintura, la espalda baja está involucrada en el movimiento.

Por lo tanto, una lesión de las estructuras importantes para la carga de peso, como la columna ósea, músculos, tendones y ligamentos, se puede detectar cuando el cuerpo está de pie erguido o usado en varios movimientos.

La protección de los tejidos blandos del sistema nervioso y la médula espinal, así como los órganos cercanos de la pelvis y el abdomen, es una función crítica de la columna lumbar y los músculos adyacentes de la zona lumbar.

Distribución de la inervación de la piel

La médula espinal sale de la base del cerebro, se ejecuta a lo largo de la columna vertebral cervical y torácica, y termina en la parte inferior de la columna torácica.

Es por ello que una lesión medular puede acompañar a un traumatismo o enfermedades de la columna cervical o torácica.

La médula espinal no discurre a través de la columna lumbar (espalda baja) y se detiene en la columna torácica inferior.

Las raíces nerviosas de la columna lumbar y los niveles sacros salen de la parte inferior de la cuerda como una "cola de caballo" y salen de la columna.

Por ello, debido a que la columna lumbar no tiene médula espinal y comprende una gran cantidad de espacio para las raíces nerviosas, incluso en condiciones graves (tales como una gran hernia de disco) es poco probable que cause paraplejía (pérdida de la función motora en las piernas).

División de la Médula Espinal

La médula espinal se puede dividir en segmentos de acuerdo con las raíces de los nervios que se ramifican de la misma. Los nervios a lo largo del cordón se componen de 8 nervios cervicales, 12 nervios torácicos, 5 nervios lumbares, 5 sacros y 1 nervio coccígeo.

 Las raíces de los nervios atraviesan el canal óseo, y en cada nivel hay un par de salidas de las raíces nerviosas de la columna vertebral.

Las raíces nerviosas de la columna cervical.

En la columna cervical (cuello), la raíz nerviosa se nombra como el segmento inferior que discurre (por ejemplo, la raíz nerviosa C6 en el segmento C5-C6).

Las raíces nerviosas de la columna lumbar.

En la columna lumbar (espalda baja), el nervio se nombra como el segmento superior que cubre el trayecto (por ejemplo, la raíz nerviosa L4 al segmento L4-L5).

CAPÍTULO 2

CAUSAS DEL DOLOR

ESPALDA SUPERIOR

La columna torácica es una construcción intrincada de huesos, tejido conectivo, nervios, músculos, segmentos de la columna vertebral y articulaciones. Aunque la columna torácica tiene una construcción sólida y es relativamente estable, también puede ser una fuente de dolor.

La cintura escapular se une por los músculos grandes a la escápula (omóplato) y la parte posterior de la caja torácica. Estos grandes músculos superiores de la espalda son propensos a desarrollar irritación (dolor miofascial), que puede ser doloroso y difícil de resolver.

Causas más comunes de dolor de espalda

Debido a que hay muy poco movimiento y una gran estabilidad a lo largo de la parte posterior superior (columna torácica), esta sección de la columna vertebral no tiene tendencia a desarrollar trastornos de la columna comunes, como una hernia de disco, estenosis espinal, enfermedad degenerativa del disco, o inestabilidad de la columna. Estas condiciones pueden causar dolor de espalda superior, pero son extremadamente raras.

Debido a esto la estabilidad y la falta de movimiento, en la mayoría de los casos las causas anatómicas del dolor de espalda superior no se pueden encontrar, y una exploración de resonancia magnética o tomografía computarizada raramente encuentran un problema anatómico que pueda ser objeto de algún tipo de solución quirúrgica para el dolor.

Las causas más comunes de dolor de espalda baja (lumbar) incluyen distensión lumbar, irritación de los nervios, radiculopatía lumbar, invasión ósea, y enfermedades de los huesos y las articulaciones. En concreto:

La gran mayoría de los casos de dolor de espalda superior se deben a una (o ambas) de las siguientes causas:

Irritación muscular (dolor miofascial)

Disfunción de la articulación

Irritación muscular

La cintura escapular se une con los músculos grandes a la escápula (omóplato) y la parte posterior de la caja torácica. Estos grandes músculos superiores de la espalda son propensos a desarrollar irritación, que puede ser dolorosa y difícil de resolver.

Con frecuencia, la irritación muscular y dolor de espalda superior se debe a una falta de acondicionamiento (falta de fuerza) o lesiones por uso excesivo (como los movimientos repetitivos). Las distensiones musculares, lesiones deportivas, accidentes automovilísticos u otras lesiones, pueden dar lugar a dolor por irritación muscular.

Mala postura

El dolor de espalda superior puede ocurrir como resultado de un trauma o lesión repentina, o puede ocurrir a través de tensión o mala postura continuada. Como ejemplo de esta última causa, en los últimos años el dolor de espalda superior se ha convertido en una queja familiar de personas que trabajan con los ordenadores la mayor parte del día. A menudo, el dolor de espalda superior se produce junto con el dolor de cuello y / o dolor en el hombro.

Problemas musculares.

El dolor de espalda superior causado por irritación o tensión muscular, también llamado dolor miofascial, puede ser por una mala postura o cualquier tipo de irritación de los grandes músculos de la espalda y los hombros.

Disfunción de la articulación.

El dolor causado por disfunción de la articulación, donde las costillas se unen a la columna vertebral en cada nivel de la columna torácica, puede ser el origen.

Hernias o degeneración de los discos.

Aunque es menos común en la columna torácica, la enfermedad degenerativa del disco o una hernia de disco torácica puede ser una fuente de dolor.

Artritis

La hinchazón debida a la artritis en la columna vertebral puede causar sensibilidad, presión en el nervio, y movimiento limitado. Con frecuencia, debido al desgaste del proceso de envejecimiento, el cartílago en las articulaciones puede llegar a ser delgado o desaparecer, o se puede producir un crecimiento excesivo de los espolones óseos y una ampliación de las articulaciones. Estos trastornos de la columna torácica pueden ocasionar osteoartritis.

Fracturas vertebrales.

Las fracturas por compresión debido a osteoporosis son la principal causa de dolor en la columna torácica en los ancianos. Mientras que las fracturas por compresión pueden ocurrir en cualquier parte de la columna vertebral, por lo general ocurren en las vértebras inferiores de la columna torácica (T9-T12).

Cifosis (joroba).

Además de las fracturas vertebrales, la cifosis puede ser causada por muchos factores, como la mala postura o una deformidad, así como por espondilitis anquilosante o la cifosis de Scheuermann. Aunque la cifosis es principalmente una deformidad, también puede ser una fuente de dolor.

Escoliosis

Es una condición en la que las curvas de la columna vertebral se agudizan lateralmente y a veces pueden producir dolor de espalda superior. Ambas enfermedades, cifosis y escoliosis, pueden causar dolor de espalda superior, así como ciertas enfermedades del corazón, los pulmones, los órganos abdominales, o los riñones.

Disfunción de la articulación.

Las costillas se conectan con las vértebras en la columna torácica por dos articulaciones que conectan con cada lado de la columna vertebral. La disfunción de estas articulaciones puede causar dolor de espalda.

El tratamiento para este tipo de lesiones por lo general incluye la manipulación manual (con un médico osteópata, quiropráctico o fisioterapeuta capacitado en la manipulación), para ayudar a movilizar la articulación y reducir el malestar. Un alivio duradero por lo general también requiere de un programa de ejercicios en casa para estirar la columna vertebral y los hombros, así como el fortalecimiento. El acondicionamiento aeróbico también es muy importante para mantener el alivio del dolor de espalda superior sostenido.

Además de los tratamientos manuales, los medicamentos para el dolor pueden ser útiles, como los medicamentos antiinflamatorios (el ibuprofeno o inhibidores de la COX-2), ya que la disfunción de la articulación puede crear inflamación.

Las inyecciones (por ejemplo, inyecciones de esteroides epidurales) por lo general no están garantizadas para eliminar el dolor torácico diferente de la inyección en puntos gatillo locales.

Músculos de la espalda y dolor

Los tejidos blandos alrededor de la columna también juegan un papel clave en el dolor de espalda. Hay un grupo grande y complejo de músculos que trabajan juntos para sostener la columna, ayudar a mantener el cuerpo erguido y permitir que el tronco del cuerpo pueda moverse, girar y doblar en muchas direcciones.

Hay tres tipos de músculos de la espalda que ayudan a la función de la columna vertebral: los extensores, flexores y oblicuos.

Los músculos extensores están unidos a la parte posterior (espalda) de la columna vertebral y permiten estar en pie y levantar objetos. Estos músculos son los grandes músculos pectorales y pélvicos (erector de la columna), que ayudan a mantener la columna vertebral y los glúteos.

Los músculos flexores se unen a la parte anterior (frontal) de la columna vertebral (que incluye los músculos abdominales) y permiten la flexión, inclinarse hacia delante, levantar, y arquear la espalda.

Los músculos oblicuos están unidos a los lados de la columna vertebral y ayudan a girar la columna vertebral y mantener una postura correcta.

Causas poco frecuentes de dolor de espalda

Debido a que hay muy poco movimiento y una gran estabilidad a lo largo de la columna torácica, no tiende a desarrollar hernias de disco, estenosis espinal, enfermedad degenerativa del disco, o inestabilidad (por ejemplo, espondilolistesis). Como ejemplo, sólo alrededor del 1% de todas las hernias de disco se producen en la columna torácica. La gran mayoría de las hernias de disco se producen en la columna lumbar, donde hay una gran cantidad de movimiento.

No obstante, en raras ocasiones, el dolor de espalda puede ser causado por enfermedad del disco torácico -como un disco degenerado-. Un diagnóstico correcto de la enfermedad discal torácica o la lesión, requiere pruebas de diagnóstico (como una resonancia magnética) y correlación con los síntomas físicos.

Además, el impacto significativo o trauma en la columna vertebral pueden resultar en una fractura de las vértebras torácicas. Si esto ocurre, hay que consultar al médico de inmediato y se requieren pruebas de diagnóstico (tales como radiografía o una resonancia magnética) para determinar la magnitud de los daños y elaborar un plan de tratamiento.

En ocasiones, el dolor que se siente en la columna torácica puede ser síntoma de una enfermedad subyacente más seria o problema.

Irritación de los nervios

El paso del nervio al siguiente nivel se ejecuta sobre un punto débil en el espacio del disco, que es la razón por la cual los discos tienden a herniarse (extrusión), justo debajo de la raíz del nervio y puede causar dolor en las piernas (radiculopatía lumbar o ciática).

Las hernias discales cervicales (del cuello) tienden a irritar el nervio que sale de un nivel determinado (por ejemplo, C6 en C5-C6).

La patología cervical dará lugar a pellizcos del C6 o C7 en las raíces nerviosas del cuello, aunque a veces los nervios C5 y C8 también podrían quedar atrapados.

En función de la raíz del nervio que esté pellizcada, son probables los siguientes síntomas:

Pinzamiento de nervios en C5. Esto puede causar dolor en el hombro, debilidad del deltoides, y, posiblemente, una pequeña área de entumecimiento en el hombro. En el examen físico, el reflejo del bíceps puede estar disminuido.

Pinzamiento de nervios en C6. Esto puede causar debilidad en los músculos bíceps y extensores de la muñeca, y dolor / entumecimiento a lo largo del brazo hasta el dedo pulgar. En el examen físico, el reflejo supinador largo (mitad del antebrazo) puede verse disminuido.

Pinzamiento de nervios en C7. Esto puede causar dolor / entumecimiento que corre por el brazo hasta el dedo medio. En el examen físico, el reflejo del tríceps puede verse disminuido.

Pinzamiento de nervios a C8. Esto puede causar disfunción en la mano (el nervio provee inervación de los músculos pequeños de la mano). Hay dolor / adormecimiento que puede correr en el exterior de la mano (dedo meñique) y afectar su reflejo.

Las hernias discales torácicas (en la parte superior trasera) son muy raras.

A veces, una hernia de disco hará que sólo exista el dolor en la pierna o en el brazo y no muestre dolor de espalda o cuello, y puede ser inicialmente pensado que es un problema con la pierna o el brazo del paciente.

El dolor en el brazo de una hernia de disco cervical suele ir acompañado de entumecimiento / hormigueo y sigue hasta los dedos.

El dolor en las piernas de una hernia de disco lumbar suele circular por debajo de la rodilla, y, posiblemente, a los pies, y puede estar acompañado de entumecimiento.

Patología del nervio pellizcado

Los dos nervios pinzados más comúnmente en la espalda baja son L5 (lumbar 5) y S1 (sacra 1).

El nervio L5 suministra los nervios a los músculos que levantan el pie y el dedo gordo del pie y, en consecuencia, el choque de este nervio puede conducir a la debilidad en estos músculos. El entumecimiento de L5 se ejecuta en la parte superior del pie.

El pinzamiento del nervio S1 puede conducir a una debilidad en el músculo grande gastronemius en la parte posterior de la pantorrilla, causando dificultad con las patadas.   El entumecimiento en el nervio S1 se percibe en el exterior del pie. La raíz nerviosa S1 también suministra inervación en el tobillo y un golpe en el tendón de Aquiles hace que el pie se caiga, y una pérdida de este reflejo indica choque en S1, aunque no crea pérdida de función.

DOLOR EN LA ESPALDA MEDIA

La espalda alta y media (llamada la columna torácica) tiene:

12 vértebras. Estos huesos se unen a la caja torácica y constituyen la parte más larga de la espalda.

Discos. Cada vértebra absorbe los golpes y se mueven por separado.

Los músculos y ligamentos sostienen juntos la columna vertebral.

Es importante tener en cuenta que la columna torácica (también llamada parte superior de la espalda o espalda media) es muy diferente en forma y función de la columna cervical (cuello) o la columna lumbar (espalda baja). Mientras que el cuello y la espalda baja están diseñados para facilitarnos la movilidad, la columna torácica está diseñada para ser muy fuerte y estable que nos permita mantenernos erguidos y para proteger los órganos internos vitales en el pecho. Debido a que esta sección de la columna vertebral tiene una gran estabilidad y sólo un movimiento limitado, en general hay poco riesgo de lesión o degeneración en el tiempo en la parte superior trasera.

El dolor de espalda superior y media puede ocurrir en cualquier parte desde la base del cuello hasta la parte inferior de la caja torácica.

Las costillas se unen a un hueso largo y plano en el centro del pecho, llamado esternón y se unen y envuelven alrededor de la espalda. Si un nervio en esta área se pellizca, irrita o lesiona, también se puede sentir dolor en otros lugares donde viaja el nervio, como los brazos, las piernas, el pecho y el vientre.

El dolor de la zona alta y media no es tan común como el dolor de espalda o dolor en el cuello, debido a que los huesos en esta zona de la espalda no se flexionan o se mueven tanto como los huesos en la parte baja de la espalda o el cuello.   En lugar de ello, trabajan con las costillas para mantener la espalda estable y ayudar a proteger los órganos vitales, como el corazón y los pulmones.

Causas del dolor de espalda media

El uso excesivo, la distensión muscular o las lesiones en los músculos, los ligamentos y los discos que soportan la columna vertebral, son una causa habitual.

Mala postura. La presión sobre los nervios espinales da ciertos problemas, tales como una hernia de disco.

Fractura de una de las vértebras.

La osteoartritis causada por la ruptura del cartílago que amortigua las pequeñas articulaciones afecta a la columna vertebral.

Dolor miofascial que afecta el tejido conectivo de un músculo o grupo de músculos.

En raras ocasiones, el dolor puede ser causado por otros problemas, como enfermedad de la vesícula biliar, cáncer o una infección.

DOLOR EN LA ESPALDA BAJA

Las funciones de la espalda baja o área lumbar, incluyen soporte estructural, movimiento y protección de ciertos tejidos del cuerpo.

El dolor en la espalda baja se puede relacionar con la columna lumbar ósea, los discos entre las vértebras, los ligamentos alrededor de la columna vertebral y los discos, la médula espinal y los nervios, los músculos de la espalda baja, los órganos internos de la pelvis y el abdomen, y la piel que cubre la zona lumbar área.

Los huesos y articulaciones condiciones que conducen a dolor lumbar incluyen las existentes desde el nacimiento (congénita), los que resultan de desgaste (degenerativa) o lesión, y los que se deben a la inflamación de las articulaciones (artritis).

Causas habituales

Afecciones óseas congénitas.

Las causas congénitas (existentes desde el nacimiento) incluyen la escoliosis y la espina bífida. La *escoliosis* es una curvatura lateral de la columna vertebral que puede ser causada cuando una extremidad inferior es más corta que la otra (escoliosis funcional) o debido a una arquitectura anormal de la columna vertebral (escoliosis estructural). Los niños que se ven afectados de manera significativa por la escoliosis estructural pueden requerir tratamiento con ortesis y / o cirugía de la columna vertebral. Los adultos con poca frecuencia son tratados quirúrgicamente, y a menudo se benefician con otras terapias.

La *espina bífida* es un defecto congénito en el arco vertebral óseo en el canal espinal, a menudo con la ausencia de la apófisis espinosa. Este defecto de nacimiento afecta más comúnmente a la vértebra lumbar más baja y la parte superior del sacro. De vez en cuando, hay mechones de pelo anormales en la piel de la zona afectada. La espina bífida puede ser una anormalidad ósea menor en la niñez sin síntomas. Sin embargo, la enfermedad también puede ir acompañada de serias anormalidades nerviosas de las extremidades inferiores.

Degeneración de los huesos y condiciones conjuntas.

A medida que envejecemos, el contenido de agua y proteínas de los cartílagos cambia. Este cambio se traduce en las zonas más delgada y más frágiles del cartílago. Debido a que tanto los discos como las articulaciones se apilan en las vértebras (facetas articulares), que están parcialmente compuestas por cartílago, estas áreas están sujetas a desgaste con el tiempo (cambios degenerativos).

La *espondilosis* se detectan mediante radiografías de la columna vertebral como un estrechamiento del "espacio en disco" entre las vértebras. Se trata del deterioro del tejido del disco que predispone al disco a una hernia y dolor lumbar localizado ("lumbago") en pacientes de mayor edad.

La *artritis degenerativa* (artrosis) de las articulaciones es también una causa de dolor lumbar localizado que se puede detectar con las pruebas de rayos X normales. Estas causas degenerativas de dolor de espalda se tratan generalmente con precaución con calor intermitente, descanso, ejercicios de rehabilitación, y medicamentos para aliviar el dolor, el espasmo muscular y la inflamación.

Lesión de los huesos y articulaciones.

Las *fracturas* (rotura de huesos) de la columna lumbar y el hueso sacro afectan con mayor frecuencia a las personas de edad avanzada con osteoporosis, especialmente aquellas que han tomado cortisona a largo plazo. En estos individuos, en ocasiones incluso tensiones mínimas en la columna vertebral (como la flexión para atar los zapatos) pueden conducir a los huesos a una fractura. En esta configuración, la vértebra se puede colapsar (fractura por compresión vertebral). La fractura provoca la pérdida inmediata de la función por dolor localizado severo que puede irradiarse alrededor de la cintura de una manera similar a una banda y se hace intensamente peor con los movimientos del cuerpo. Este dolor generalmente no irradia hacia abajo a las extremidades inferiores. Las fracturas vertebrales en los pacientes más jóvenes se producen sólo después de un traumatismo grave, como por accidentes de vehículos de motor o una convulsión.

Tanto en los pacientes más jóvenes como en los de mayor edad, las fracturas vertebrales necesitan semanas para sanar con calmantes para el descanso y el dolor. Las fracturas por compresión de las vértebras asociadas con la osteoporosis también se pueden tratar con un procedimiento llamado vertebroplastia, que puede ayudar a reducir el dolor. En este procedimiento, se infla un globo en la vértebra comprimida, y a menudo regresan parte de su altura perdida. Posteriormente, un "cemento" (metacrilato de metilo) se inyecta en el globo y se mantiene para retener la estructura y la altura del cuerpo de la vértebra.

Las hernias de disco lumbar (en la espalda baja) tienden a irritar el nervio que se encuentra a través de un determinado nivel (por ejemplo, L5 en L4-L5).

Artritis

Las espondiloartropatías son tipos de artritis inflamatorias que pueden afectar a la espalda y las articulaciones sacroilíacas. Ejemplos de espondiloartropatías incluyen la artritis reactiva (enfermedad de Reiter), la espondilitis anquilosante, la artritis psoriásica, la artritis y la enfermedad inflamatoria intestinal. Cada una de estas enfermedades puede conducir a dolor de espalda y rigidez, que suele ser peor en la mañana. Estas condiciones por lo general comienzan en la segunda y tercera décadas de la vida y suelen ser tratadas con medicamentos dirigidos a disminuir la inflamación. Los medicamentos biológicos más recientes han tenido un gran éxito tanto en aquietar la enfermedad como en detener su progresión.

Distensión lumbar (aguda, crónica)

La distensión lumbar es una lesión por estiramiento de los ligamentos, tendones, y / o los músculos de la espalda baja. El incidente se traduce en roturas microscópicas de diversa consideración en estos tejidos.

La distensión lumbar se considera una de las causas más comunes de dolor de espalda baja y la lesión puede ocurrir debido al uso excesivo, mal uso, o traumatismo. Las lesiones de los tejidos blandos se clasifican comúnmente como "agudas" si ha estado presente durante días o semanas y si tiene una duración superior a tres meses, se le conoce como "crónica".

La distensión lumbar ocurre con mayor frecuencia en personas de 40 años, pero puede darse a cualquier edad. La enfermedad se caracteriza por dolor localizado en la zona lumbar con inicio después de un evento que involucró mecánicamente los tejidos lumbares. La gravedad de la lesión varía de leve a grave, dependiendo del grado de tensión y el espasmo resultante de los músculos de la espalda baja.

El diagnóstico de la distensión lumbar se basa en la historia de la lesión, la ubicación del dolor, y la exclusión de lesión del sistema nervioso. Por lo general, la prueba de rayos X sólo es útil para excluir anomalías óseas.

El tratamiento de la distensión lumbar consiste en descansar la espalda (para evitar una nueva lesión), medicamentos para aliviar el dolor y el espasmo muscular, aplicaciones locales de calor, masaje y ejercicios de reacondicionamiento eventuales (después de resolverse el episodio agudo) para fortalecer la zona lumbar y los músculos abdominales. El tratamiento inicial en el hogar podría incluir la aplicación de calor, paracetamol, el ibuprofeno, y evitar una nueva lesión no levantando objetos pesados. Los largos períodos de inactividad en la cama ya no se recomiendan, ya que este tratamiento puede ocasionar una recuperación realmente lenta. La manipulación espinal por periodos de hasta un mes se ha encontrado que es útil en algunos pacientes que no tienen síntomas de irritación del nervio. Las lesiones futuras se evitan utilizando técnicas de protección durante las actividades y dispositivos de apoyo, según sea necesario en el hogar o el trabajo.

El tratamiento del dolor de espalda baja debe dirigirse de manera óptima hacia una causa específica diagnosticada o sospechada. Para una simple distensión lumbar aguda, el uso de un remedio casero puede inicialmente ser beneficioso.

Radiculopatía lumbar

La radiculopatía lumbar es la irritación del nervio causada por el daño a los discos entre las vértebras. Los daños en el disco se producen debido a la degeneración ("desgaste") del anillo exterior del disco, lesión traumática, o ambos. Como resultado, la porción central más blanda del disco se puede romper (herniarse) a través del anillo exterior del disco y apoyarse en la médula espinal o sus nervios a medida que salen de la columna vertebral.

Esta ruptura es lo que causa la "ciática" y el dolor de una hernia de disco que se dispara desde la zona lumbar y la nalga hasta la pierna. La ciática puede ser precedida por una historia de lumbalgia localizada o puede ser una sensación de entumecimiento y hormigueo. El dolor aumenta habitualmente con los movimientos en la cintura y puede incrementarse con la tos o los estornudos. En los casos más graves, la ciática puede ir acompañada de incontinencia de la vejiga y / o intestinos. La ciática de radiculopatía lumbar afecta sólo a un lado del cuerpo.

El aumento del dolor que irradia cuando se levanta la extremidad inferior, apoya el diagnóstico. Los exámenes de los nervios (EMG /electromiograma y VCN / velocidad de conducción nerviosa) de las extremidades inferiores, se pueden utilizar para detectar la irritación del nervio. La hernia de disco real puede ser detectada con pruebas de imagen, como TAC o resonancia magnética de exploración.

El tratamiento de la radiculopatía lumbar va desde el control a la cirugía. En la medicación se incluye la educación del paciente, los medicamentos para aliviar el dolor y los espasmos musculares, las inyecciones de cortisona (inyección epidural), la fisioterapia (calor, masaje por un terapeuta, ultrasonidos, ejercicios, estimulación eléctrica), y evitar el estricto reposo en cama pero evitando una nueva lesión.

Cuando el dolor es implacable, con deterioro severo de la función, o incontinencia (lo que puede indicar la irritación de la médula espinal), puede ser necesaria la cirugía. La operación que se realiza depende del estado general de la columna vertebral y la edad y salud del paciente.

Los procedimientos incluyen la eliminación de la hernia de disco con laminotomía (un pequeño orificio en el hueso de la columna lumbar que rodea la médula espinal), laminectomía (extirpación de la pared ósea), mediante la técnica de la aguja (discectomía percutánea), procedimientos de disolución del disco (quimionucleolisis), y otros.

Limitación del espacio

Cualquier enfermedad que ocasione problemas en el movimiento o el crecimiento de las vértebras de la columna lumbar, puede limitar el espacio para la médula espinal y los nervios adyacentes. Las causas de la invasión ósea de los nervios espinales incluyen estrechamiento foraminal (estrechamiento del portal a través del cual el nervio espinal pasa de la columna vertebral, fuera del canal espinal al cuerpo, comúnmente como un resultado de artritis), espondilolistesis (deslizamiento de una vértebra con respecto a otra) y estenosis espinal (compresión de las raíces nerviosas o la médula espinal por espolones óseos u otros tejidos blandos en el canal espinal). La compresión de la médula nerviosa en estas condiciones puede conducir a dolor ciático que se irradia hacia las extremidades inferiores. La estenosis espinal puede causar dolores de las extremidades inferiores que empeoran al estar en pie y se alivian con reposo (imitando los dolores de la mala circulación).

El tratamiento de estas afecciones es variable, dependiendo de su gravedad, y oscila entre el descanso y ejercicios con inyección epidural de cortisona y la descompresión quirúrgica por la extirpación del hueso que está comprimiendo el tejido nervioso.

Los nervios de la columna lumbar pueden irritarse por presión mecánica (choque) de hueso u otros tejidos, o por enfermedad, en cualquier lugar a lo largo de su recorrido –desde las raíces en la médula espinal a la superficie de la piel-. Estas condiciones incluyen la enfermedad del disco lumbar (radiculopatía), la invasión ósea, y la inflamación de los nervios causados por una infección viral (herpes zóster).

Otras causas de dolor de espalda baja

Otras causas de dolor lumbar incluyen problemas de riñón, embarazo, problemas de ovario y tumores.

Problemas renales

Las infecciones renales, cálculos y hemorragia traumática del riñón (hematoma) se asocian con frecuencia con el dolor de espalda baja. El diagnóstico puede involucrar el análisis de orina, pruebas con ondas de sonido (ultrasonido), u otros estudios por imágenes del abdomen.

Embarazo

El embarazo comúnmente conduce a la lumbalgia por esfuerzo mecánico de la columna lumbar (cambia la curvatura lumbar normal) y por el posicionamiento del bebé en el interior del abdomen. Además, los efectos de la hormona femenina –estrógeno- y la hormona relaxina, ocasionan ligamentos flojos que pueden contribuir al aflojamiento de los ligamentos y estructuras de la parte posterior. Los ejercicios pélvicos de inclinación y estiramientos se recomiendan a menudo para aliviar este dolor. También se recomienda que las mujeres mantengan la condición física durante el embarazo de acuerdo a los consejos de sus médicos. El trabajo habitual también puede causar dolor de espalda baja.

Problemas de ovario

Los quistes ováricos, los fibromas uterinos y la endometrosis, no pocas veces causan dolor de espalda. El diagnóstico preciso puede requerir un examen ginecológico y pruebas.

Tumores

El dolor lumbar puede ser causado por tumores, benignos o malignos, que se originan en el hueso de la columna vertebral o de la pelvis y de la médula espinal (tumores primarios) y los que se originan en otro lugar y se extienden a estas áreas (tumores metastásicos). Los síntomas van desde dolor localizado o irradiado con dolor intenso y pérdida de la función muscular y nerviosa (incluso incontinencia de orina y heces), dependiendo de si los tumores afectan el tejido nervioso. Los tumores de estas áreas se detectan mediante pruebas de imagen, como la radiografía simple, escaneo óseo nuclear, CAT y la RM.

CAPÍTULO 3

CAUSAS EMOCIONALES Y CORRESPONDENCIA

Dolores emocionales

Si la emoción es la **rabia**, los órganos afectados serán el hígado y la vesícula biliar y el dolor de espalda estará localizado en la zona media de la espalda.

Si la emoción es la **tristeza y la aflicción**, los órganos afectados serán los pulmones y el intestino grueso y los dolores de espalda serán más fuertes debajo de los hombros.

Si la emoción es el **miedo y la melancolía**, los órganos afectados serán los riñones y dolerá la parte baja de la espalda.

Si hay **debilidad de carácter y excesiva compasión**, el bazo será el órgano afectado y quizás podremos ver en el lado derecho en la parte media de la espalda una inflamación o será la zona que dolerá.

Si hay un exceso de **emociones o histeria** afectará al corazón y dolerá el centro de la espalda, en la zona del corazón.

Según la zona

Cervicales:

Tensión profesional con poco descanso.

Preocupación por no rendir adecuadamente.

Miedo y negatividad.

Creencias rígidas.

Dorsales:

Respiración contenida por no poder desahogarse.

Sensación de culpa

Entregado a los placeres y comportamiento egoísta

Lumbares:

Tratan de llevar cargas emocionales de otros,

Quienes asumen demasiados retos

Quienes hacen más de lo que pueden y no descansan

Necesidad de ser amado

Sacro y coxis

Encerradas en sí mismos, siempre creen que llevan la razón

Problemas de comunicación sexual

Según la deformación

LORDOSIS

Tiene dificultad para recibir.

Quiere hacerlo todo por ella misma y tiene dificultad para dejarse apoyar.

Es una persona que, en la infancia, debió ser ayudada.

Debe recibir con gratitud.

Resistencia a madurar y crecer, a hacerse viejo, a morir.

Problemas con las relaciones, entre ellas las sexuales.

Resentimiento hacia los demás

Sensación de falta de apoyo

Dificultad para poder compartir.

ESCOLIOSIS

Camino tortuoso en la vida de la persona

Le cuesta encontrar su lugar en la vida.

Dificultad para mantener una actitud interna firme

Personas que tienden a escabullirse de los problemas y a mantener una actitud recta ante la vida.

Deseos puramente infantiles

No le gusta el mundo en general.

CIFOSIS

Necesidad de afecto y ser reconocido.

Personas que se dedican demasiado a los demás.

Quienes no saben comunicarse.

CAPÍTULO 4

EVALUACIÓN

Diagnóstico

En la evaluación del dolor de espalda, el diagnóstico diferencial incluye:

1. **Potencialmente grave:** tumor, infección, fractura importante, problema neurológico, herida abierta local o quemazón, sangrado prolongado (hemofilia), problemas con el implante de articulaciones artificiales, marcapasos, infección en las articulaciones

2. **Problema del nervio:** cuando la raíz del nervio en la espalda está pellizcado o comprimido, causando una radiculopatía (ciática).

3. **No especificado:** dolor mecánico en la columna lumbar. Este tipo de dolor es la presentación más común, e incluye dolor para el que no existe una causa identificable.

Los quiroprácticos suelen describir los síntomas que se experimentan en la siguiente escala:

- **Agudo** (síntomas que duran menos de 6 semanas)

- **Subagudo** (síntomas que duran entre 6 y 12 semanas)

- **Crónico** (síntomas que duran por 12 semanas o más)

- **Recurrente** (los síntomas son similares a los síntomas originales y vuelven de forma esporádica o como consecuencia de circunstancias.

El médico primero preguntará acerca de los antecedentes de salud, síntomas, y trabajo y actividades físicas. Después hará un examen físico y posiblemente un examen de imágenes, tales como rayos X o un MRI, para averiguar si algo, como un hueso roto o una hernia de disco, es la causa de su dolor.

Es posible que necesite más pruebas para comprobar si hay otras posibles causas del dolor.

Efectos Secundarios

El más común es la reacción en forma de dolor en las articulaciones o los músculos de la columna vertebral. Si se produce este dolor o malestar, por lo general dentro de las primeras horas después del tratamiento y no dura más de 24 horas, no es importante. La aplicación de una bolsa de hielo a menudo reduce los síntomas de forma relativamente rápida.

Síntomas comunes:

Ardor. Tensión muscular o rigidez.

Debilidad en los brazos o las piernas.

Entumecimiento u hormigueo en los brazos, las piernas, el pecho o el vientre.

Pérdida del control del intestino o la vejiga.

CAPÍTULO 5

PREVENCIÓN

La manipulación de materiales para prevenir lesiones en la espalda

Cualquier trabajo que implique el trabajo pesado o la manipulación de materiales, puede estar en una categoría de alto riesgo. La manipulación de materiales implica no solamente la elevación, sino también por lo general incluye escalada, empujar, tirar y pivotar, lo cual plantea el riesgo de lesiones en la espalda.

La elevación desde el suelo ejerce esfuerzo sobre las estructuras de la columna lumbar y las técnicas de elevación ergonómicas implican el uso de una posición diagonal del pie, y conseguir situar la carga tan cerca como sea posible al ponerse de pie.

Recomendaciones

Es más fácil mover cargas que son de cintura alta que las que están en el suelo.

El apilamiento de palets para elevar la altura de la carga es una solución ergonómica.

Un ascensor de tijeras elevará mecánicamente el peso hasta un nivel de elevación cómoda.

El levantamiento repetitivo del suelo es particularmente arriesgado, así que trate de obtener el material desde el suelo.

Mantener todas las cargas lo más cerca posible del centro de gravedad.

El transporte de cargas en un hombro es más seguro para el material largo y estrecho. Esto incluye material de construcción o rollos de alfombra.

Al levantar cualquier cosa con un mango, coloque una mano sobre una rodilla para conseguir un impulso adicional y utilizar una posición diagonal.

Llevar dos objetos del mismo peso va a equilibrar la carga siempre y cuando el peso de la carga sea razonable.

Al subir con una carga, el contacto "de tres puntos" es importante para la seguridad. Esto significa que las dos manos y un pie o ambos pies y una mano, deben estar en contacto con la escalera o escaleras en todo momento.

Si la carga es voluminosa, conseguir otra persona o un dispositivo mecánico puede ayudar.

La manipulación de materiales puede requerir de empuje o tracción. Empujar es generalmente más fácil en la parte posterior que tirar. Es importante utilizar los brazos y las piernas para proporcionar el impulso para iniciar el empuje. Un mango debería idealmente ser de talle alto para la facilidad de empuje. Si es necesario tirar, evitar torcer la espalda baja.

A veces, para cargas muy grandes, darse la vuelta y utilizar la parte de atrás para empujar contra un objeto permite que las piernas proporcionen la máxima fuerza, al tiempo que protege la espalda baja de la tensión o torsión.

Lo opuesto a la torsión es pivotar. Medios de pivotamiento son mover los hombros, las caderas y los pies con la carga delante en todo momento. La espalda baja no está diseñada para la torsión repetitiva. El uso de una pala o material o de otros elementos adecuados, siempre evita torcer la espalda.

La manipulación de materiales

La práctica de estas técnicas, tanto en el trabajo como en el hogar, significa recorrer un largo camino para ayudar a prevenir lesiones en la espalda y proteger las estructuras en la zona lumbar.

La ergonomía de trabajo: minimizar las lesiones.

Hay ciertas pautas ergonómicas básicas que pueden ayudar a un trabajador a evitar el dolor o lesión en la espalda:

Desarrollar una descripción de trabajo basado en las fuerzas presentes en un entorno de trabajo en particular, el tiempo dedicado a la realización de la tarea y la biomecánica (lo que define los movimientos humanos y la postura) utilizada en la tarea.

Utilice la postura del cuerpo como una herramienta que se puede cambiar para satisfacer las demandas de trabajo con un mínimo de estrés en los músculos, ligamentos, huesos y articulaciones.

Aprender y utilizar la mecánica corporal adecuada para limitar el estrés mecánico adicional para completar la tarea.

Mantener la aptitud y flexibilidad y desarrollar una reserva de fuerza.

Identificación de mala postura y riesgos

Muchas situaciones potencialmente dañinas que conducen a lesiones de espalda se pueden identificar y evitar siguiendo cuatro reglas básicas:

Ergonomía

La postura estática prolongada es el enemigo. El cuerpo sano sólo puede tolerar permanecer en una posición durante unos 20 minutos. Es por ello que cuando sentarnos en un avión, en una silla de oficina, o en una sala de cine, se convierte en incómodo después de un corto tiempo.

Permanecer en pie en un solo lugar, como estar sobre un piso de concreto en una línea de montaje durante largos períodos de tiempo, tiende a causar dolor de espalda.

Mantener la misma posición disminuye lentamente la elasticidad en los tejidos blandos (músculos, ligamentos y tendones en la parte posterior). Entonces, el estrés muscular se acumula y causa molestias en la espalda y / o molestias en las piernas.

La solución es simple. Ya sea que esté sentado en una silla de oficina o de pie en una línea, cambiar de posición con frecuencia. Sólo hay que moverse. Póngase de pie o siéntese, estírese, haga un corto paseo. Después de volver a la postura de pie o sentado, utilizar una postura alternativa durante unos momentos y hacer algunos movimientos de elasticidad del tejido para proteger las articulaciones.

Lo que es frecuente o repetitivo puede llevar a unir las articulaciones. A diferencia de los trabajos que requieren estar a largo plazo en una silla de oficina, los trabajos que requieren movimientos repetitivos frecuentes pueden causar gran incomodidad. Estos trabajos implican elevaciones desde el suelo, levantar la cabeza, mover cargas voluminosas, o el uso de fuerza de rotación o torsión durante la manipulación de materiales y que con el tiempo ocasionan lesiones de espalda.

Las cargas pesadas ofrecen mayor ricsgo. Si el trabajo requiere mover objetos pesados o voluminosos, es importante contar con las herramientas adecuadas o conseguir ayuda.

La fatiga de estar sentado en una silla de oficina durante días, más el insomnio, puede hacer que las personas se muevan más torpemente. Si uno está cansado o se siente fatigado, es aconsejable que evite levantar objetos pesados solo o rápidamente.

Si después de estas reglas ergonómicas de oro siguen las molestias, el trabajador se encuentra en riesgo de sufrir o agravar una lesión de espalda.

Con el tiempo, la mala postura puede ser causada por los hábitos de las actividades diarias, tales como sentarse en sillas de oficina, mirar el ordenador, sostener un teléfono móvil, llevar un bolso del mismo hombro, conducir, estar mucho tiempo de pie, el cuidado de los niños pequeños, o incluso dormir.

La mala postura puede convertirse fácilmente en una segunda naturaleza, causar y agravar los episodios de dolor de espalda y cuello y ocasionar estructuras vertebrales perjudiciales. Afortunadamente, los principales factores que afectan a la postura y ergonomía están completamente dentro de la capacidad de uno para controlar y no son difíciles de cambiar.

Señales de advertencia

Las siguientes pautas sugieren varias maneras de mejorar la postura y ergonomía, especialmente para la gente que trabaja sentado en una silla de oficina la mayor parte del día.

El dolor de espalda puede ser el resultado de una mala ergonomía y postura si el dolor es peor en ciertos momentos del día o de la semana (por ejemplo, después de un largo día de estar sentado en una silla de oficina delante de un ordenador, pero no durante los fines de semana); dolor que comienza en el cuello y se mueve hacia abajo en la espalda superior, espalda baja, y en las extremidades, dolor que desaparece después de cambiar de posición; repentino dolor de espalda que se experimenta con un nuevo trabajo, una nueva silla de oficina, o un coche nuevo, y / o dolor de espalda que aparece y desaparece durante meses.

Mantener el cuerpo en la alineación mientras se está sentado en una silla de oficina y mientras se está de pie. Al estar en pie, distribuir el peso del cuerpo de manera uniforme en la parte delantera, la espalda y los lados de los pies. Mientras se está sentado en una silla de oficina, aprovechar las características de la silla.   Siéntese con la espalda recta y alinee las orejas, hombros y caderas en una línea vertical.   Cualquier posición de estar sentado mucho tiempo, incluso una buena, puede ser agotadora.   El cambio hacia el borde de la silla con la espalda recta se puede alternar con sentarse contra el respaldo de la silla de la oficina para facilitar el trabajo de los músculos de la espalda.

Algunas personas se benefician de una postura natural y equilibrada que se logra mediante una bola de equilibrio, pues en esta postura la pelvis se mece suavemente hacia adelante con aumento de la curvatura lumbar que desplaza de forma natural los hombros hacia atrás (similar a cuando nos sentamos en el borde de un asiento).

También hay que tener en cuenta evitar posturas desequilibradas como cruzar las piernas mientras se está sentado de manera desigual, inclinarse hacia un lado, encorvar los hombros hacia adelante o inclinar la cabeza.

Levantarse y moverse

Para los músculos, encorvarse, desplomarse, y otras malas posturas, ejerce una presión extra en el cuello y la espalda. Con el fin de mantener una postura apoyada y relajada, cambiar de posición con frecuencia.   Una forma es hacer un descanso después de estar sentado en una silla de oficina cada media hora durante dos minutos con el fin de estirarse, estar en pie, o caminar.

Utilice apoyos adecuados y sillas ergonómicas de oficina cuando está sentado. Hay accesorios de apoyo ergonómicos que pueden ayudar a disminuir la tensión y la carga fuera de la columna vertebral. Las sillas con un respaldo ajustable se pueden usar en el trabajo.

Los reposapiés, el soporte lumbar portátil para la espalda, o incluso una toalla o almohada pequeña, se pueden utilizar mientras se está sentado en una silla de oficina, en los muebles suaves y durante la conducción.

El uso de carteras, bolsos y mochilas que están diseñados para minimizar el dolor de espalda también puede influir en una buena postura.

Las gafas correctivas adecuadas, las pantallas de ordenador posicionadas en relación a los ojos, descansar, evitar inclinarse o hacer fuerza en el cuello con la cabeza inclinada hacia adelante.

Aumentar la conciencia de la postura y ergonomía en situaciones cotidianas.

Tomar conciencia de la postura y ergonomía en el trabajo, en casa, y en el juego es un paso fundamental para inculcar una buena postura y técnicas ergonómicas. Esto incluye hacer conexiones conscientes entre los episodios de dolor de espalda y las situaciones específicas en las que la mala postura o la ergonomía pueden ser la causa raíz del dolor.

La buena postura ayuda a reducir el dolor de espalda.

La postura correcta es una manera simple pero muy importante para mantener las muchas estructuras intrincadas de la espalda y la columna vertebral sana. Es mucho más que la postura estética.

El apoyo para la espalda es fundamental para reducir la incidencia y los niveles de dolor en cuello y espalda. El soporte dorsal es especialmente importante para los pacientes que pasan muchas horas sentados en una silla de oficina o de pie durante todo el día.

Problemas causados por un mal soporte y postura.

No mantener una buena postura y soporte de la espalda puede agregar tensión a los músculos y poner en tensión a la columna vertebral. Con el tiempo, el estrés de la mala postura puede cambiar las características anatómicas de la columna vertebral, lo que lleva a la posibilidad de constricción de los vasos sanguíneos y los nervios, así como problemas con los músculos, los discos y las articulaciones.

Todos estos pueden ser los principales contribuyentes al dolor de espalda y cuello, así como dolores de cabeza, fatiga y posiblemente incluso con alteraciones en los principales órganos y respiración.

Identificación de una buena postura

Básicamente, tener una postura correcta significa mantener cada parte del cuerpo en alineación con las partes vecinas. La postura correcta mantiene todas las partes equilibradas y apoyadas. Con la postura adecuada (al estar de pie), debería ser posible trazar una línea recta desde el lóbulo de la oreja, a través del hombro, la cadera, la rodilla y en el medio del tobillo.

Debido a que las personas se encuentran en varias posiciones a lo largo del día (sentado, de pie, agachados, doblados y acostados) es importante aprender cómo alcanzar y mantener una postura correcta en cada posición durante un buen respaldo, que se traducirá en menos dolor de espalda. Al pasar de una posición a otra, la situación ideal es que la propia postura se ajuste sin problemas y de forma fluida. Después de la corrección inicial de los malos hábitos de postura, estos movimientos tienden a ser automáticos y requieren muy poco esfuerzo para mantenerlos.

Sillas de oficina.

El trabajo de oficina a menudo resulta en una mala postura y tensión en la espalda baja. Mucha gente trabaja sentado en una silla de oficina que no está correctamente ajustada a su cuerpo y no proporciona suficiente soporte para su espalda. Una estrategia consiste en comprar una silla ergonómica de oficina que proporcione un mejor apoyo que una silla normal y puede ser más cómoda para el paciente.

Los siguientes malos hábitos son especialmente comunes cuando se está sentado en una silla de oficina durante largos períodos de tiempo.

Hundimiento hacia adelante mientras se está sentado.

No hacer uso de la ayuda lumbar.

Deslizarse hacia delante en el asiento.

Sea observador

El primer paso para mejorar la postura es identificar lo que necesita mejorar mediante el examen de la propia postura a lo largo del día, como sentarse en una silla de oficina, transportar objetos, o estar en pie trabajando o en una fila.

A intervalos regulares durante el día, dedique un momento para hacer una nota mental de la postura y el apoyo para la espalda. Esto se debe hacer en el curso normal de un día para identificar mejor qué momentos y posiciones tienden a resultar en una mala postura.

Para algunas personas es más fácil pedir a alguien que observe su postura y admitir comentarios o sugerencias.

Ejemplos de mala postura y soporte para la espalda

Los siguientes son ejemplos de comportamiento común y ergonomía pobres que necesitan corrección para lograr una buena postura y soporte de la espalda:

Hombros encorvados hacia delante.

La lordosis (también llamada "dorso cóncavo"), que se refiere a una curva demasiado grande adentro en la espalda baja.

Llevar algo pesado en un lado del cuerpo.

Sostener un receptor de teléfono entre el cuello y el hombro.

Usar zapatos o ropa de tacón alto que estén demasiado apretados.

Mantener la cabeza bien demasiado alta o mirando hacia abajo.

Dormir con un colchón o una almohada que no proporcione respaldo adecuado, o en una posición que comprometa la postura.

CAPÍTULO 6

EJERCICIOS

A pesar de la cada vez mayor variedad de equipos que prometen construir abdominales y músculos definidos de nuevo, las personas no suelen hacer ejercicios en las actividades cotidianas.

Eso es lamentable, porque los músculos de la espalda y los músculos abdominales, a veces conocido como músculos centrales, tienden a debilitarse con la edad a menos que se les trabaje específicamente.

Más importante aún, los fuertes músculos de la espalda y los abdominales pueden ayudar a curar la mayoría de los tipos de dolor de espalda, especialmente la forma más común causada por una lesión de los tejidos blandos o distensión muscular espalda. En consecuencia, los ejercicios que fortalecen estos músculos de la base debe ser una parte de un programa de ejercicio abdominal equilibrado. No se olvide de trabajar igualmente los músculos lumbares y oblicuos.

Los músculos de la espalda y abdominales: Funciones y responsabilidades

Los huesos de la columna proporcionan la estructura de soporte para la espalda, pero solamente se mantienen en su sitio gracias a los músculos. Conectados a este marco hay un intrincado sistema de músculos y ligamentos que aumentan la fuerza y la estabilidad de la columna vertebral, los brazos y las piernas.

Los músculos abdominales y los músculos de la espalda son componentes claves de esta red muscular, y proporcionan la fuerza necesaria para mantener el cuerpo en posición vertical y para el movimiento. Somos una especie erecta gracias a estos músculos. Cuando estos músculos de la base están en malas condiciones, el estrés adicional se aplica a la columna vertebral, ya que soporta el cuerpo, y es probable que se den lesiones en la espalda o dolor.

Abdomen y espalda

Los diferentes músculos abdominales y los que sostienen la columna vertebral, se agrupan en tres categorías:

Extensores (músculos de la espalda y los glúteos). Estos músculos se utilizan para enderezar la espalda (de pie), levantar y extender y abducir la cadera (mover el muslo del cuerpo).

Flexores (abdominales y los músculos psoas ilíaco). Estos músculos se utilizan para doblar y apoyar la columna vertebral desde la parte delantera. Los flexores también controlan el arco de la columna lumbar (inferior), y flexionan y aducen la cadera (mover el muslo hacia el cuerpo).

Oblicuos o Rotadores (laterales de los músculos). Estos músculos se utilizan para estabilizar la columna vertebral en posición vertical. Los oblicuos giran también la columna vertebral y ayudan a mantener una postura correcta y la curvatura de la columna.

Algunos de los músculos centrales del cuerpo se ejercitan en la vida cotidiana. Por ejemplo, los glúteos se usan al caminar o subir escaleras.

Sin embargo, el trabajo de la mayor parte de los músculos del estómago y la espalda es más difícil, y requiere un enfoque consciente para estirarla y fortalecerla. Sin ejercitarlos, tienden a debilitarse con el tiempo, aumentando la posibilidad de desarrollar o empeorar el dolor de espalda.

La debilidad en los músculos y / o estar demasiado apretado el apoyo puede ocasionar espasmos dolorosos y sufrir lesiones, que a su vez les impide apoyar la columna vertebral, según sea necesario. Los músculos comprometidos también pueden conducir a problemas con la estructura ósea de la columna vertebral debido a una mala postura de los músculos débiles, creando de este modo un mayor riesgo de dolor de espalda o lesiones en la espalda. En consecuencia, el desarrollo de la fuerza combinada de los músculos del estómago y los músculos de la espalda puede:

Reducir la probabilidad de episodios de dolor de espalda.

Reducir la severidad del dolor de espalda.

Proteger contra las lesiones por responder de manera eficiente a las tensiones.

Reducir las posibilidades de una cirugía de espalda en algunos casos.

Facilitar la curación de un problema de espalda o después de la cirugía de columna.

Mejorar la postura.

Una respuesta típica al experimentar el dolor de espalda es tomarlo con calma -ya sea quedarse en la cama o al menos detener cualquier actividad que sea extenuante-. Si bien este enfoque es comprensible e incluso se puede recomendar a corto plazo, cuando se hace más de un día o dos realmente puede socavar la curación. En cambio, las formas activas de ejercicios para la espalda son casi siempre necesarias para rehabilitar la columna vertebral y ayudar a aliviar el dolor de espalda.

Cuando se hace de una manera controlada, gradual y progresiva, los ejercicios para la espalda activos distribuyen los nutrientes en el espacio discal y los tejidos blandos en la parte posterior manteniendo los discos, músculos, ligamentos y articulaciones saludables. En consecuencia, una rutina regular de ejercicios de la espalda ayuda a los pacientes a evitar la rigidez y debilidad, minimizar las recurrencias del dolor, y reducir la severidad y duración de los posibles futuros episodios de dolor.

Dependiendo del diagnóstico y el nivel de dolor específico del paciente, los ejercicios para el dolor de espalda y los programas de rehabilitación serán muy diferentes, por lo que es importante para los pacientes ver a un especialista de columna capacitado para desarrollar un programa individualizado de ejercicios para la espalda y proporcionar instrucción sobre el uso de la forma y técnica correcta.

Para ser eficaz, el programa de ejercicios para la espalda de un paciente debe ser integral, trabajando todo el cuerpo, incluso si se dirige a la parte de atrás. Dos ejercicios de espalda normalmente asesorados por los fisioterapeutas para tratar el dolor de espalda son los ejercicios de McKenzie y los de Estabilización Dinámica Lumbar.

El método McKenzie en sí se centra en la clasificación de los trastornos o patologías de la columna sobre la base de los síntomas y las respuestas a los procedimientos específicos de evaluación inicial. Sobre la base de la clasificación, se instruye al paciente en ejercicios específicos para centralizar progresivamente o suprimir el dolor.

Las clasificaciones incluyen:

- Síndromes *posturales* -para el dolor de espalda causado por la continua tensión de los tejidos blandos, así como en el mantenimiento de ciertas posturas o posiciones.

- Síndromes *peligrosos* -dolor de espalda causado por un cambio en la posición de las vértebras que encierra un disco debido a la recolocación del fluido de núcleo del disco; el dolor va a cambiar con el movimiento repetido.

- Síndromes de *disfunción* -intermitente durante el dolor de espalda y limitación del movimiento causado por la presencia de tejido cicatrizado en un estado acortado; el dolor de espalda se produce cuando están estresados estos tejidos.

La Estabilización Dinámica Lumbar es un programa de ejercicios que incluye una serie de ejercicios que suelen progresar desde el principio hasta el más avanzado:

- Desde posición estática a dinámica (de pie o saltar).

- Resistir la gravedad para resistir la fuerza externa adicional.

- Predecir los movimientos impredecibles.

- Desde los componentes individuales de un movimiento hasta la gama completa de elementos en un movimiento.

En todo momento se mantiene la posición neutral de la columna. La progresión al siguiente ejercicio depende generalmente de aprender a mantener la columna neutral correctamente durante el ejercicio actual.

Un entrenamiento equilibrado de ejercicios para la espalda debe incluir una combinación de estiramientos, fortalecimiento y de bajo impacto, así como acondicionamiento aeróbico.

Estiramientos

Casi todo el mundo puede beneficiarse del estiramiento de los tejidos blandos -músculos, ligamentos y tendones- en la espalda, las piernas, las nalgas, y alrededor de la columna vertebral. La columna vertebral y los músculos contiguos, los ligamentos y los tendones están diseñados para moverse, y las limitaciones en este movimiento pueden hacer que el dolor de espalda sea peor.

Los pacientes con dolor de espalda continuo puede que necesiten semanas o meses de estiramientos y otros ejercicios de espalda para movilizar la columna vertebral y los tejidos blandos, pero suelen encontrar alivio significativo y sostenido del dolor de espalda pronto con el aumento en el movimiento.

Tenga en cuenta lo siguiente al iniciar una rutina de estiramiento como parte de un programa de ejercicios para la espalda:

El estiramiento debe ser libre de dolor, no fuerce el cuerpo en posiciones difíciles;

Haga el estiramiento lentamente y evite la brusquedad, que en realidad puede desgarrar los músculos;

Estire sobre una superficie limpia y plana, que sea lo suficientemente grande para moverse libremente;

Mantenga tramos de tiempo suficientes (20-30 segundos) para permitir que los músculos o las articulaciones se aflojen, y

Repita el estiramiento, por lo general 5 a 10 veces.

Si ya tiene dolor de cuello o de espalda, lo mejor es consultar con un médico o terapeuta físico para discutir los ejercicios que debe hacer.

Rigidez del cuello

La espalda rígida a veces se acompaña de una rigidez de cuello y los siguientes ejercicios se pueden hacer para estirar el cuello y el hombro.

Al estar de pie o sentado, doblar suavemente la cabeza hacia adelante, trayendo el mentón hacia el pecho hasta que sienta un estiramiento en la parte posterior del cuello.

Oído al hombro. Este ejercicio estira la zona del cuello debajo de las orejas, así como la parte superior del hombro. Para empezar, doble suavemente el cuello hacia un lado como si fuera a tocar la oreja hasta el hombro hasta que sienta un estiramiento en la parte lateral del cuello. Cambie y estire el otro lado.

Ejercicios de espalda. Estiramientos

Muchos pacientes con dolor de espalda saben la sensación de tener tensión en la espalda, sobre todo a primera hora de la mañana. Estos ejercicios de estiramiento de espalda pueden ayudar a recuperar algo de flexibilidad y aumentar la movilidad, disminuir el dolor y la molestia en la espalda.

Mientras está acostado sobre la espalda, tirar de las rodillas hacia el pecho y al mismo tiempo la flexión de la cabeza hacia delante hasta sentir un estiramiento cómodo.

Rodillas para estirar el pecho. Mientras está acostado sobre la espalda con las rodillas dobladas y ambos talones en el suelo, coloque las dos manos detrás de una rodilla y llévela hacia el pecho.

Caderas y glúteos. Estiramientos

Las caderas y las nalgas (los glúteos) apoyan la espalda baja, y estirar esos grupos musculares desempeña un papel fundamental en el mantenimiento de flexibilidad de la columna.

Estiramiento de cadera

Estando de pie con los pies al ancho de los hombros, realizar un medio paso atrás con el pie derecho, doblar la rodilla izquierda y cambiar el peso de nuevo a la cadera derecha. Mientras se mantiene la pierna derecha recta, inclinarse hacia delante más y llegar abajo de la pierna derecha, hasta sentir un estiramiento en la parte exterior de la cadera.

Estiramiento músculo piriforme

El músculo piriforme se ejecuta a través de la nalga y puede contribuir al dolor de espalda o dolor en las piernas. Para estirar este músculo, que se encuentran en la parte posterior, se cruza una pierna sobre la otra y tirar suavemente de la otra rodilla hacia el pecho hasta que sienta un estiramiento en la zona de los glúteos.

Ejercicios de estiramiento para el dolor de espalda durante el embarazo.

El estiramiento es al menos tan importante como el entrenamiento cardiovascular y de fuerza para la prevención del dolor y el tratamiento durante el embarazo, así que trate de no sacrificar este componente crucial del programa de ejercicios. Con el fin de mejorar la flexibilidad, se recomienda que los tramos se realicen todos los días después de haber calentado.

Mantenga los tramos (nunca rebotar) durante 20 a 30 segundos, y repetir 3 veces.

Aunque hay muchos tramos que con seguridad se pueden realizar durante el embarazo, los músculos que más a menudo contribuyen al dolor son la espalda, los isquiotibiales (en la parte posterior de los muslos) y los músculos del pecho y cuello.

Ejercicios de fortalecimiento para el dolor de espalda durante el embarazo

El fortalecimiento de los músculos abdominales, los músculos de la espalda, suelo de la pelvis, nalgas y los músculos de los muslos, puede ayudar eficazmente a prevenir y disminuir el dolor de espalda. Se recomienda que los ejercicios de fortalecimiento se hagan de una manera lenta y controlada.

El fortalecimiento se logra manteniendo durante 3 a 10 segundos y repetir de 10 a 30 veces. Exhalar durante la fase de esfuerzo del ejercicio y respirar mientras se relaja.

Los siguientes son ejercicios propuestos para cada uno de los principales grupos musculares mencionados:

Inclinación de la pelvis (para los músculos abdominales):

La forma más sencilla de aprender la inclinación de la pelvis es acostarse sobre la espalda con las rodillas dobladas y los pies apoyados en el suelo. Ponga su mano en la parte baja de la espalda, y lo más probable es que note un espacio entre la espalda y el suelo. Ahora trate de aplanar la parte inferior de la columna vertebral en el suelo, para que elimine el espacio entre su espalda y el suelo. Los glúteos deben estar relajados con el fin de aislar los abdominales. La inclinación de la pelvis se puede realizar mientras se está acostado sobre la espalda, de pie, sobre las manos y rodillas, o sentado.

Brazos y piernas:

Arrodíllese en sus manos y rodillas con la columna recta. Haga una inclinación de la pelvis para mantener la pelvis estable y luego levante el brazo derecho y la pierna izquierda para formar una línea recta con la columna vertebral. Haga una pausa en esta posición y luego baje lentamente el brazo y la pierna. Alterne levantar el brazo y la pierna opuesta. Si tiene dificultades para mantener el equilibrio en esta posición, modificar el ejercicio mediante la realización de sólo una pierna o un brazo separado.

Ejercicios de Kegel (para los músculos del piso pélvico):

Para ejercitar los músculos del suelo pélvico, trate de imaginar tirando de los músculos de la zona vaginal y adentro hacia su bebé. No debe sentir las nalgas, los muslos o los abdominales apretados al hacer esto.

En cuclillas en la pared (para los músculos abdominales, los músculos de los glúteos y los músculos del muslo):

De pie, con la cabeza, los hombros y la espalda contra una pared con los pies cerca de la pared. Presione la parte baja de la espalda sobre la pared y en cuclillas como si fuera a sentarse, con las rodillas cerca de un ángulo de 90 grados. Vuelva a subir lentamente, manteniendo la espalda y las nalgas en contacto con la pared.

Tramo posterior:

Inicio en las manos y las rodillas, con las piernas muy separadas y las manos colocadas hacia delante sólo un poco por delante de la cabeza. Coloque una almohada pequeña debajo para dar apoyo al abdomen. Sentarse sobre las rodillas y estirar los brazos hacia adelante hasta sentir un estiramiento a lo largo de la columna vertebral.

Estiramiento de los isquiotibiales:

Cara a una silla y coloque un pie sobre ella, manteniendo ambas caderas y pies mirando hacia delante. Mantenga la espalda recta e inclínese hacia adelante desde las caderas hasta sentir un estiramiento en la parte posterior del muslo. Si no puede mantenerse erguido o debe flexionar las rodillas, trate de hacerlo más placentero.

Estiramiento del tórax:

De pie, con la cabeza erguida y con la espalda recta. Junte las manos detrás de la espalda, y sin inclinarse hacia los hombros hacia adelante, estirar suavemente los brazos hacia arriba y volver a sentir un estiramiento en la parte frontal de los hombros y los brazos.

Estiramiento del cuello:

Sentado o de pie, llevar la cabeza hacia adelante y apuntar hacia un lado. Inclinar la mano hacia el mismo lado que la cabeza, llegar hasta detrás de la cabeza y dar un suave tirón. Girar la cabeza a medida que tira puede ayudar a aislar los músculos específicos que necesitan estirar el cuello.

Músculos de la espalda

Al igual que cualquier otro músculo en el cuerpo, requieren el ejercicio adecuado para mantener la fuerza y el tono. Mientras que músculos como los glúteos (en los muslos) se utilizan cada vez que caminamos o subimos un escalón, los músculos profundos de la espalda y los músculos abdominales suelen quedar inactivos y no condicionados. A menos que los músculos se ejerciten concretamente, los músculos de la espalda y los músculos abdominales tienden a debilitarse con la edad.

La fisioterapia y los ejercicios para la espalda en el tratamiento del dolor en la columna vertebral, por lo general se centran en el fortalecimiento de los flexores, extensores y oblicuos para ayudar a reforzar el apoyo de la columna y, a su vez, reducir el dolor de espalda y en ocasiones eliminar la necesidad de cirugía.

Cuando las zonas articulares o ciertas otras estructuras de la columna vertebral se dañan o se inflaman, los grandes músculos de la espalda pueden tener espasmos y causar limitación marcada en el movimiento.

Un episodio de dolor de espalda que dure más de dos semanas puede conducir a debilidad muscular (puesto que el uso de los músculos hace daño, se tiende a evitar el uso de ellos). Este proceso conduce a la atrofia por desuso (pérdida de masa muscular), y el posterior debilitamiento, que a su vez provoca más dolor de espalda debido a que los músculos de la espalda son menos capaces de ayudar a sostener la columna vertebral. El estrés crónico también puede conducir a debilidad muscular y dolor de espalda. El estrés hace que los músculos de la espalda se tensen en una lucha o huida, privando a los músculos de la energía necesaria para sostener la columna.

Otra estructura importante en el dolor de espalda baja son los músculos isquiotibiales, los músculos grandes en la parte posterior de los muslos. Los pacientes con isquiotibiales afectados tienden a desarrollar dolor de espalda, y las personas con dolor de espalda tienden a desarrollar problemas en esa zona. La teoría es que los isquiotibiales intervienen en el movimiento de la pelvis, por lo que el movimiento se transfiere a los segmentos de movimiento lumbar inferior y aumenta la tensión en la espalda baja. La rehabilitación se concentra en el fortalecimiento de los músculos y el estiramiento de los músculos isquiotibiales.

Relación entre los músculos, postura y dolor lumbar

La fuerza muscular y la flexibilidad son esenciales para mantener la posición neutral de la columna. Los músculos abdominales débiles hacen que los músculos flexores de la cadera se aprieten demasiado causando un aumento en la curva de la espalda. Una postura poco saludable resulta cuando la curva está sobreextendida llamada lordosis o curvatura de la espalda. La postura correcta corrige los desequilibrios musculares que pueden conducir a dolor de espalda, distribuyendo uniformemente el peso a lo largo de la columna vertebral.

CAPÍTULO 7

TRATAMIENTO CONVENCIONAL

En la mayoría de los casos, las personas tienen dolor de espalda que pueden controlar con:

Paracetamol, antiinflamatorios, aspirina.

Calor o hielo.

Ejercicio.

Terapia física.

Pero si el dolor empeora y hay dificultad para realizar las actividades diarias, es posible que sea necesario recurrir a otros medicamentos contra el dolor. La cirugía rara vez se utiliza para tratar el dolor de espalda superior y media.

Cuidados en el hogar

Hay varias cosas que se pueden hacer en casa para ayudar a reducir el dolor. Por ejemplo:

Si duele mucho la espalda, hacer un descanso, pero que no sea durante mucho tiempo. En lugar de eso, volver a las actividades lentamente.

Usar una almohadilla eléctrica o bolsa de hielo. El calor puede reducir el dolor y la rigidez. El hielo puede ayudar a reducir el dolor y la hinchazón. Aplique aquel sistema que le produzca más confort.

Ejercicio. Los ejercicios que estiran y fortalecen los músculos de la espalda, los hombros y el estómago pueden ayudar a mejorar la postura, disminuir el riesgo de lesiones, y reducir el dolor.

Practicar una buena postura. Asegúrese de ponerse siempre bien derecho y de sentarse adecuadamente en una silla adecuada. No se desplome o se recueste atrás.

Aprenda las maneras de reducir el estrés realizando ejercicios de respiración y de relajación profunda o meditación.

Este tipo de dolor de espalda superior es más susceptible a los tratamientos manuales, tales como:

Ejercicio/fisioterapia activa y pasiva.

Manipulación quiropráctica u osteopática

Terapia de masaje

Acupuntura.

Debido a que el dolor de espalda superior se relaciona con grandes músculos en el área de los hombros, la mayoría de los programas de rehabilitación incluyen una gran cantidad de estiramiento y ejercicios de fortalecimiento.

Un tratamiento conservador realizado por un especialista (no quirúrgico), como un médico osteópata, un rehabilitador médico o un quiropráctico, sería apropiado para ver el tratamiento del dolor de espalda superior.

Si hay un área específica que esté muy débil, la fuente del dolor de espalda superior puede ser un punto gatillo activo. Los puntos de activación están generalmente ubicados en un músculo esquelético y pueden ser trabajados de uno en uno o una combinación con los siguientes tratamientos:

Terapia de masaje

Acupuntura

Inyecciones en los puntos gatillo con un anestésico local (como lidocaína).

Los medicamentos para el dolor también pueden ser útiles.

La irritación muscular suele incluir algún tipo de inflamación, por lo que los medicamentos antiinflamatorios (como el ibuprofeno o inhibidores de la COX-2) pueden ser útiles para reducir la inflamación.

TRATAMIENTO FÍSICO

El dolor de espalda superior es más susceptible a los tratamientos manuales, tales como:

Ejercicio /fisioterapia

Desde principios de la década de 1930, muchos lugares promovieron los poderes terapéuticos de sus aguas termales para la polio, la artritis y otras enfermedades reumáticas e inmunológicas. De igual modo, la terapia de piscina ha sido una parte aceptada de los programas de ejercicios y terapia física. Como su nombre indica, la terapia de piscina se realiza generalmente con los participantes sumergidos en una piscina que es lo suficientemente profunda como para llegar a los hombros o cuello. Hay muchos lugares para encontrar terapia del agua.

Algunos centros de rehabilitación relacionados con hospitales o clínicas tienen sus propias instalaciones de terapia de piscina, aunque las sesiones se pueden limitar a los pacientes de médicos o terapeutas físicos que trabajan en la instalación principal.

El enfoque de cada instalación puede variar un poco.

Ajuste Quiropráctico

Un ajuste quiropráctico -también conocido como manipulación quiropráctica, manipulación manual, o manipulación espinal-, es un tratamiento terapéutico común para el dolor de espalda y se refiere a la manipulación de las vértebras que tienen los patrones de movimiento anormales o dejan de funcionar adecuadamente.

El objetivo de este tratamiento quiropráctico es reducir la subluxación, con el objetivo de aumentar el rango de movimiento, lo que reduce la irritabilidad nerviosa y mejorar la función.

Descripción

Un ajuste quiropráctico implica normalmente:

- A gran velocidad, empujar el brazo de palanca corto aplicado a una vértebra.

- Una liberación de acompañamiento, audible (cavitación conjunta) que es causada por la liberación de oxígeno, nitrógeno, y dióxido de carbono, que libera la presión conjunta.

- Una sensación de alivio la mayor parte del tiempo, a pesar de las molestias de menor importancia (que por lo general tiene una duración de un período corto de tiempo) si los músculos que la rodean estaban en espasmo.

Es necesario saber que la cavitación o agrietamiento conjunto no ocurre, a veces, por lo general como resultado de la colocación de una férula muscular importante o cuando el paciente no está relajado adecuadamente durante la manipulación quiropráctica. En momentos como este, a veces es mejor para el quiropráctico aplicar hielo, o hacer estimulación eléctrica y masajes antes de intentar el ajuste quiropráctico.

Técnicas de ajuste

Hay muchas diferentes técnicas de manipulación que pueden ser utilizadas en la quiropráctica, y hay un cierto nivel de habilidad y "arte" en los ajustes de velocidad, ajuste de baja amplitud o manipulación. Es tal vez más importante para el quiropráctico determinar cuándo no aplicar el ajuste.

Sillones de masaje para el alivio del dolor

Un buen masaje puede hacer maravillas para aliviar la tensión y el dolor de espalda, pero un masaje terapéutico no siempre es conveniente o disponible. Un sustituto electrónico puede proporcionar algunas de las ventajas del contacto humano

La mayoría cree que los sillones de masaje son un artículo de lujo. Sin duda, una silla de masaje no es necesaria en la vida diaria, pero alivia el dolor de espalda y para algunos, los beneficios de una silla de masaje pueden ser mayores que el precio.

Una buena práctica de masaje puede tener un papel crucial en el alivio del dolor de espalda. Del mismo modo, una buena silla de masaje está diseñada para proporcionar alguna medida de alivio del dolor y relajación, sin embargo, y no se necesita la interacción de persona a persona. Recibir un masaje en la privacidad del hogar, junto con la comodidad y la eficiencia del tiempo, son las principales razones por las cuales algunos están optando por tener una silla de masaje como un medio potencial para aliviar su dolor de espalda.

El masaje con la silla

Una investigación exhaustiva ha demostrado que hay tres razones centrales por las cuales el es beneficioso:

El masaje mejora la circulación venosa y los músculos, y aumenta el flujo linfático. El aumento del flujo de sangre facilita la circulación y la absorción de elementos nutricionales en los músculos y tejidos. El aumento de la circulación linfática despeja las toxinas de estas áreas. En conjunto, esto revitaliza la zona de masajes.

La terapia de masaje disminuye la tensión y mejora la flexibilidad, ayudando a relajar los músculos tensos. El estiramiento y amasamiento de las áreas problemáticas permite que los músculos se relajen también.

La terapia de masaje aumenta los niveles de endorfinas - posiblemente el aspecto más beneficioso de masaje-. Las endorfinas son las sustancias químicas que nos hacen sentirnos bien y son producidas por el cuerpo. Entre otros beneficios, el aumento de los niveles de endorfinas se ha correlacionado con una recuperación más rápida, reducción del dolor, y reducción de la ansiedad.

Estos beneficios del trabajo de masaje tanto física como psicológicamente, ayudan a reducir los síntomas comunes de dolor de espalda.

Posibles riesgos y contraindicaciones para la terapia del masaje

En general, cualquier tipo de masaje es no invasivo y se considera de muy bajo riesgo. Mientras que no haya contraindicaciones o riesgos asociados con el uso de sillas de masaje, en general cualquiera de las contraindicaciones para la terapia de masaje se deben tener en cuenta con la silla de masaje.

Acupuntura

La acupuntura está ampliamente entendida como una opción de tratamiento no tradicional para el dolor de espalda o dolor de cuello. Mientras que la acupuntura no es a menudo la primera línea de tratamiento para la mayoría de los problemas, un número creciente de pacientes, así como médicos y otros profesionales de la salud, están empezando a utilizarla como un medio para reducir el dolor de cuello y de espalda.

La acupuntura es una forma de la medicina china que se remonta por lo menos 2.500 años. La premisa general es que el cuerpo contiene los patrones de flujo de energía.

La *energía* o *fuerza de vida vital* del cuerpo se conoce como qi (se pronuncia "chi"), y el flujo adecuado de qi se considera que es necesario para mantener la salud.

La teoría de la acupuntura es que hay más de 2.000 puntos en el cuerpo humano que se conectan con 20 vías (meridianos). Estas vías conducen el Qi por todo el cuerpo. Con la acupuntura, agujas metálicas delgadas como un cabello se insertan en combinaciones específicas de estos 2.000 puntos en un intento de corregir y / o mantener un flujo normal de Qi.

Cómo funciona

Los mecanismos de la acupuntura, aunque no probados sólidamente, han exhibido varios efectos comúnmente aceptados en el cuerpo. Lo más notable es que la acupuntura estimula el sistema nervioso central -el cerebro y la médula espinal-. La mayoría de las personas refieren una sensación de hormigueo, sensación de relajación o incluso energía. Una vez más, esto se basa en gran medida en el individuo que recibe el tratamiento de la acupuntura y de cómo él o ella lo percibe.

Durante una sesión de tratamiento de acupuntura, en cualquier lugar de 1 a 20 aprobados por la FDA, agujas metálicas se insertan en el cuerpo, que van desde sólo romper la superficie a hasta 1 o varias pulgadas de profundidad. Las agujas de acupuntura más largas (por ejemplo, 5 a 9 pulgadas) se insertan en las zonas más profundas del músculo / o capas de grasa a lo largo de la piel o incluso el cuero cabelludo, en función de lo que se está tratando y de la profundidad o penetración requerida. Las agujas de acupuntura a menudo se dejan en aproximadamente 15 a 30 minutos.

Algunos médicos insertan las agujas, las mueven en un sentido u otro, dependiendo de lo que están tratando de lograr, y estas agujas se insertan tal vez 10 segundos solamente, utilizando la misma aguja para el tratamiento de otros puntos del mismo paciente. En ciertos casos, las agujas se calientan o son cargadas eléctricamente después de la inserción. La acupuntura eléctrica se puede utilizar con agujas o mediante el uso de una sonda no penetrante.

Consideraciones

La gente experimenta la acupuntura de manera diferente, y rara vez la describen como 'dolorosa'. A diferencia de las agujas utilizadas para las inyecciones, la punta de una aguja de acupuntura viene suavemente hasta un punto, en lugar de por medio de un borde afilado. Las agujas de acupuntura son también extremadamente delgadas -cerca de 20 veces más finas que una aguja hipodérmica típica utilizada para las inyecciones. Las agujas de acupuntura son sólidas y no eliminan el tejido como ocurriría con una aguja hipodérmica, haciéndolas más seguras. Algunos médicos también usan la moxibustión junto con un compuesto de hierbas.

La Moxibustión de la acupuntura también tiene un componente de relajación, mediante el cual se produce calor y se aplica a la piel para crear succión y acercar la sangre a la superficie.

Hay áreas en el cuerpo que se consideran un sistema micro y algunos acupunturistas pueden tratar sólo estos sistemas, como el tratamiento único de la oreja (auriculoterapia), sólo la cara, sólo la mano, sólo los pies, etc.

En la mayoría de los países se permiten las agujas de un solo uso, estériles (que son selladas antes de su uso). Después de su uso, las agujas de acupuntura deben desecharse en un recipiente apropiado para desechos peligrosos.

Durante el curso del procedimiento de acupuntura, se liberan sustancias químicas específicas en el cuerpo, supuestamente que afectan al dolor actuando física y psicológicamente.

La acupuntura se cree opera a través de:

- **La liberación de los péptidos opioides.** Los opioides son elementos químicos naturales en el cerebro que tienen un efecto analgésico. La liberación de estos opioides juega un papel significativo en la reducción del dolor. No hay suficiente evidencia para apoyar que la acupuntura estimula el sistema nervioso central, y la liberación de estos productos químicos.

- **La alteración en la secreción de neurotransmisores y neurohormonas.** Se dice que la acupuntura activa el hipotálamo y la glándula pituitaria y por lo tanto altera la secreción de estos productos químicos que tienen un papel directo en la sensación de dolor, así como en la actividad de un órgano u órganos. La

evidencia ha demostrado que altera la sensación de dolor. La
documentación también ha demostrado que la acupuntura afecta
positivamente a las funciones inmunes en el cuerpo.

• **La estimulación de los puntos electromagnéticos sobre el
cuerpo.** Los 2.000 puntos del cuerpo en los que la acupuntura
centra su teoría son los conductores estratégicos de las señales
electromagnéticas. Se cree que la estimulación de estas áreas
inicia el flujo de endorfinas.

Si bien muchos expertos en el campo de la medicina creen que
la acupuntura es una manera efectiva para tratar ciertas
condiciones, no hay verdadero consenso. Algunos definen los
beneficios de la acupuntura en el ámbito de las teorías
tradicionales chinas, como el qi y los meridianos. Otros
entienden y atribuyen los beneficios de la acupuntura a ciertos
cambios científicos y biológicos que provocan en el cuerpo
(como se mencionó anteriormente). Alternativamente, algunos
cuestionan la capacidad de la acupuntura para tener algún
impacto positivo. Los escépticos deberían darle una oportunidad
y buscar pruebas por sí mismos.

Estiramientos

Debido a que el dolor de espalda superior se relaciona con
grandes músculos en el área de los hombros, la mayoría de los
programas de rehabilitación incluyen una gran cantidad de
estiramiento y ejercicios de fortalecimiento.

Un tratamiento conservador mediante estiramientos, con un médico osteópata, un fisioterapeuta o un quiropráctico, sería apropiado para tratar el dolor de espalda superior.

Si hay un área específica que está muy débil, la fuente del dolor puede ser un punto gatillo activo. Los puntos de activación están generalmente ubicados en un músculo esquelético y pueden ser trabajados por cualquiera de ellos.

Curación de un nervio pellizcado

El nervio se compone de una larga cadena en la espalda baja o en el cuello hasta el pie o la mano, por lo que los nervios tienden a curarse lentamente. Los nervios se curan de arriba hacia abajo, y dependiendo de la magnitud del daño en el momento en que el nervio queda impactado (pinchado), puede llevar semanas o meses para que esté sano.

El tratamiento de la compresión neural está dirigido a aliviar el dolor y luego permitir que el nervio se cure por sí mismo. Los nervios necesitan tanto la inflamación como la presión para curarse, así que aliviar la inflamación o la presión pueden aliviar el dolor pero retrasará la curación.

CAPÍTULO 8

TRATAMIENTO NATURAL

El tratamiento natural debe ir unido a las medidas físicas y rehabilitadoras mencionadas anteriormente, e incluso es compatible con la medicación tradicional.

ALIMENTOS

Hay una larga lista de alimentos que tienen efectos beneficiosos en el tratamiento del dolor:

PATATAS CRUDAS

Composición:

Proteínas 2%, grasas 0,1%, carbohidratos 20%, celulosa 0,4%, vitaminas A, B, C y PP.

Aportan 90 calorías por 100 gr así como algo de calcio y potasio.

Propiedades:

El zumo de la patata cruda es un excelente remedio para curar las úlceras gastroduodenales y las afecciones reumáticas.

Está recomendado en las enfermedades hepáticas, para curar la acidez de estómago, en la artritis, la gota y para mejorar la función renal.

Se le han reconocido propiedades para mejorar las enfermedades circulatorias (hipertensión) y las acumulaciones de líquidos en órganos y tejidos.

AJO

Composición:

Aceite esencial con disulfuro de alilo, alina, alisina, vitaminas A, C y nicotinamida.

También hierro, fósforo, calcio, proteínas y carbohidratos.

Propiedades:

Sus propiedades terapéuticas son muchas y muy importantes y abarcan desde la arteriosclerosis, los zumbidos de oído, la hipertensión y la expulsión de parásitos intestinales. Tiene un potente efecto antibiótico, es sudorífico, energético y en la antigüedad se empleaba con éxito para tratar las mordeduras de serpientes, de escorpiones y de los mosquitos.

Se le han encontrado efectos curativos, además, en las fiebres tifoideas, asma, bronquitis y diabetes.

Para que sea eficaz hay que ingerirlo crudo, aunque si el efecto sobre el aliento es muy intenso se puede atenuar con algo de perejil. De todas maneras, en el comercio existen cápsulas de ajo pulverizado o solamente sumergido en aceite, que se absorben en el intestino y apenas se nota en el aliento.

Localmente se emplea para curar la piorrea, fortalecer las encías y los dientes, aunque para ello es obligado masticarlo o, en su defecto, comer tostadas de pan con ajo, tomate, aceite y perejil.

Se le han reconocido también importantes efectos antirreumáticos, aunque hay que tomarlo bastante tiempo ya que su utilidad es como curativo, no como antiinflamatorio. Actúa también como un eficaz fluidificante de la sangre, lo que es gran utilidad cuando existe riesgo de trombosis o arteriosclerosis.

Tomar dos perlas de aceite en cada comida o, mejor el ajo crudo. No sirve cuando está frito o cocido

ESPÁRRAGOS

Composición:

Vitaminas A, B y C. Las puntas verdes son ricas en proteínas, asparragina, tirosina y clorofila.

También contiene saponinas, taninos, rutina, potasio, fósforo y flúor.

El olor que da a la orina es por el metilmercaptano.

Propiedades:

Es un extraordinario diurético natural, aunque dan un fuerte olor a la orina. No obstante, usados frecuentemente pueden llegar a irritar la vejiga urinaria a causa de su contenido en asparragina, por lo que se recomienda moderación.

Tiene un moderado efecto sedante. Ayuda a la digestión, es tónico hepático, mejora el síndrome premenstrual, reduce los senos dolorosos, mejora la artritis y ayuda a la eliminación de toxinas por la orina.

PEPINO

Composición:

Vitaminas A, B y C, fósforo, calcio, azufre y sodio.

Tiene un 98% de agua, 1% de proteínas, 2% de carbohidratos y nada de grasa.

Propiedades:

Se le reconocen propiedades importantes en tratamientos externos de la piel. Internamente induce al sueño, es refrescante, diurético suave y su contenido en azufre le hace adecuado para tratar internamente la mayoría de los problemas de piel, especialmente a causa de la grasa. Disuelve los cálculos renales, elimina el ácido úrico y mejora las afecciones reumáticas.

Neutraliza la acidez de estómago, mejora las úlceras duodenales, alcaliniza la orina y la sangre y es un laxante suave pero eficaz. Estimula de manera poderosa las glándulas suprarrenales y prolonga la juventud.

Externamente son populares las mascarillas de rodajas de pepino, ya que suavizan la piel y la hidratan profundamente.

También se puede emplear el jugo fresco mezclado con agua de rosas. Mezclado su jugo con aceite de oliva, zumo de limón y de zanahoria, ejerce un efecto rejuvenecedor de la sangre muy intenso, aliviando también la tensión nerviosa y renovando las células atrofiadas.

Está contraindicado en casos de prostatitis.

Otros usos:

Calma las insolaciones, disminuye la acidez de estómago, mejora las úlceras gástricas y alivia los dolores de la artrosis y la gota. El jugo baja la fiebre, refresca la piel quemada, reduce la hinchazón de los ojos y las semillas eliminan la tenia o solitaria.

PIÑA

Composición:

Vitaminas A, E y B fermentos y enzimas como la bromelina.

Rica en vitamina C, calcio, hierro, fósforo.

Propiedades:

Se emplea en regímenes de adelgazamiento y preferentemente en la celulitis, siendo un reductor del apetito.

Es muy digestiva, refrescante y favorece el desarrollo óseo en los niños. Mejora la calidad del esmalte dental, purifica la sangre, alivia los catarros, calma la tos, la gota y la artritis. Se recomienda en las enfermedades hepáticas, de páncreas y en las anemias.

Favorece la cicatrización de las úlceras internas y estimula la producción de insulina.

Externamente se emplea para blanquear la dentadura.

La piña en conserva pierde la mayor parte de su contenido en bromelina, el componente antiinflamatorio.

LINO

Composición:

Contiene abundancia de mucílagos que se hidrolizan en ácido galacturónico, ácidos grasos, ácido oleico, linoleico y linolénico y algo de heterósidos cianogénico. También galactosa y linamarina.

Usos medicinales:

Sus semillas son esencialmente laxantes y emolientes. Es de destacar la gran cantidad de ácidos grasos poliinsaturados que contiene. Su utilidad más extendida es como laxante, de efecto suave y no irritante, y aunque se manifiesta poco a poco tiene un efecto más eficaz que cualquier planta medicinal. También es útil para inflamaciones de vías respiratorias, digestivas y urinarias y para hacer gargarismos. Mejora las úlceras pépticas, alivia las hemorroides y es el remedio ideal para el estreñimiento de niños y embarazadas. Externamente se aprovechan sus cualidades emolientes para el tratamiento de las enfermedades de la piel que cursan con inflamación, como el herpes y el eczema, así como para contusiones.

Otros usos:

Cuando empleemos harina para cataplasmas hay que procurar que sea fresca, ya que se enrancia con facilidad. Las infusiones no se pueden guardar y hay que consumirlas en el momento. También son bien conocidos los delicados tejidos que se fabrican con sus tallos, especialmente para elaborar toallas y paños de cocina por su propiedad de absorber gran cantidad de agua.

El aceite de linaza se aplica externamente en bronquitis y neumonías.

Para las afecciones reumáticas aceite de semilla de lino: 2 cucharas diarias.

OLIGOELEMENTOS, MINERALES Y VITAMINAS

COBRE

Aplicaciones

En presencia de gripe si se administra prematuramente se corta la enfermedad en 48 horas.

Alta velocidad de sedimentación.

Infecciones en general o baja resistencia. También como preventivo en los meses invernales.

Procesos reumáticos inflamatorios.

Enfermedades de los cartílagos o tendones.

Dado que se absorbe a través de la piel sudada, es útil utilizar pulseras de cobre para combatir enfermedades reumáticas crónicas.

Calvicie prematura, canas.

Vitíligo, psoriasis y piel pálida.

Disfunciones glandulares del tiroides y suprarrenales.

Infecciones de cualquier tipo. Permite acortar la enfermedad y reducir la dosis de antibióticos.

Leucemia y estados cancerosos.

Osteoporosis, artrosis cervical.

Quemaduras y úlceras por decúbito.

Un estudio a doble ciego mostró los beneficios significativos empleando una dosis de 4-10 mg/día. Es el oligoelemento imprescindible por su acción antiinflamatoria, mientras que el sílice lo es afecciones degenerativas y ligamentos.

FLÚOR

Aplicaciones no carenciales

Una vez que dejamos en una incógnita la conveniencia de aplicar de forma preventiva el flúor, podemos quizá recomendar emplear dosis terapéuticas para enfermedades en las cuales no está demostrada ninguna carencia, pero que una dosis extra pequeña puede ser útil:

Caries dental en los niños, una vez que ya se les han caído los llamados "dientes de leche".

Osteoporosis en ancianos, en unión a la vitamina D y Dolomita.

Cifosis, escoliosis y cualquier otra desviación temprana de la columna vertebral.

Dolores de costado y artrosis cervical.

Artrosis y enfermedades reumáticas degenerativas.

Retrasos en la consolidación de las fracturas.

Raquitismo y osteomalacia.

Laxitud de ligamentos, especialmente en jóvenes deportistas.

Esguinces y torceduras frecuentes.

Enuresis.

Uñas quebradizas.

La mejor manera de ingerir dosis suplementarias de flúor es utilizar dosis catalíticas, en las cuales lo más importante no es la cantidad de mineral sino su presencia.

Estas dosis tan pequeñas son inocuas y, sin embargo, conservan importantes acciones terapéuticas. Si preferimos dosis más altas pero que sigan teniendo un gran margen de seguridad, emplearemos la levadura de cerveza rica en flúor.

En este sentido también hay que aclarar una cuestión: no es lo mismo una levadura de cerveza cultivada en un medio rico en flúor, que enriquecer el flúor con levadura de cerveza. En el primer caso nos encontramos con un medio natural para asimilar el flúor, muy cercano a cuando comemos alimentos ricos en mineral, mientras que en el segundo solamente mezclamos flúor inorgánico con un alimento natural, pero el resultado no es igual, aunque también nos aseguremos de su metabolización.

Las otras formas farmacéuticas, pastillas con mezclas de oligoelementos, chicles y caramelos con flúor o elixires para enjuagarse la boca, no son formas idóneas.

SELENIO

Aplicaciones terapéuticas

Evita la pérdida de la fuerza muscular.

Envejecimiento prematuro, en unión a las vitaminas A, C y E.

Enfermedades articulares, unido al cobre.

Enfermedades cardiovasculares, asociado a la vitamina E.

Distrofias musculares progresivas o traumáticas, asociado a la vitamina E.

Arteriosclerosis, hipertensión arterial o riesgo de ateromas.

Caída de cabello, junto a vitamina B, cinc y silicio.

Cirrosis hepáticas,

Como preventivo del cáncer o en una fase precoz.

Infecciones frecuentes o graves, unido a las vitaminas A y C. Síndrome de inmunodeficiencia.

Prostatitis y adenoma de próstata, unido al cinc.

Dermatitis o tumores de piel.

Enfermedades que cursan con procesos inflamatorios.

Infertilidad masculina en unión al cinc.

Intoxicaciones por metales pesados.

Poca elasticidad de músculos y tendones.

Como preventivo de la muerte súbita infantil.

Cataratas incipientes.

Fibrosis cística

Épocas de fuerte entrenamiento deportivo.

Como corrector de los efectos secundarios de los rayos X y las radiaciones ultravioletas.

Intoxicaciones medicamentosas, alcohólicas o por drogas.

Para prevenir las intoxicaciones por prótesis dentarias metálicas.

SÍLICE

Aplicaciones

Flojedad en los ligamentos, especialmente de los tobillos.

Trastornos en la osteogénesis (fracturas que tardan en solidificarse), osteoporosis y otras enfermedades degenerativas.

Reconstitución del tejido óseo, deficiencia intelectual, atonía cerebral, verrugas y prostatitis.

Todas las alteraciones de las uñas (manchas blancas), dientes y huesos.

Raquitismo y huesos débiles o poco desarrollados.

Caries.

Poco crecimiento, tanto óseo como muscular.

Arteriosclerosis.

Hipertensión.

Dolores articulares, menisco inestable.

Vejez prematura.

Senos flojos, caídos.

Ciática.

Artritis reumatoide.

Mala circulación por alteración de la pared vascular.

Enfermedades degenerativas del corazón.

Intoxicaciones por mercurio.

Agotamiento nervioso por desaliento.

Dispepsia con eructos.

Estreñimiento.

Retortijones intestinales.

Cálculos renales con infección.

Ulceraciones de piel con pus.

Otitis.

Abscesos supurados.

Celulitis.

Niños débiles, delgados.

Disfunciones neurovegetativas.

Sensibilidad extrema al frío

MAGNESIO

Síntomas de deficiencia

Los síntomas no suelen ser aislados y se encuentran asociados a otras carencias nutritivas. Los síntomas centrados en el sistema nervioso se parecen a los que se dan cuando hay intoxicación por *curare* y consisten en irritabilidad muscular y nerviosa. También se dan anorexia, náuseas, vómitos, letargo, debilidad, alteraciones de la personalidad, temblores y signos neurológicos similares a la hipocalcemia e hipokalemia (potasio).

El electromiograma registra alteraciones miopáticas (musculares) y si se trata de niños puede haber convulsiones muy generalizadas.

Otros autores refieren:

Insomnio.

Debilidad y astenia.

Dolores articulares.

Contracciones musculares dolorosas.

Espasmos en músculos pequeños, como los párpados.

Muecas, calambres y tic nerviosos.

Dificultad en mantener los pies quietos.

Síndrome de raíz cervical.

Estreñimiento.

Falta de coordinación muscular y poca destreza para el ejercicio.

Entumecimiento de las extremidades.

Episodios epilépticos.

Mala memoria.

Taquicardias.

Dificultad para tragar, con vómitos frecuentes por espasmo del esófago.

Dismenorreas.

Alteraciones de la personalidad como esquizofrenia, depresiones suicidas y ansiedad.

Miedo al futuro.

Ataxias.

Verrugas, papilomas, acné, eczemas y psoriasis.

Reumatismo.

MANGANESO

Aplicaciones no carenciales

Es uno de los minerales que más aplicaciones terapéuticas tienen, cualidad especialmente curiosa teniendo en cuenta que no se conocen carencias de él, salvo una persona cuya deficiencia era tan absoluta que le produjo pérdida del peso, canicie, dermatitis, náuseas y bajo nivel de colesterol.

Estas son las aplicaciones más recomendadas:

Artritis y artrosis, reumatismos.

Alergias en general, especialmente de vías respiratorias, incluidas las de tipo asmático.

Jaquecas espasmódicas vasculares o de origen hepático.

Urticarias, eczemas, picores y alergias cutáneas.

Taquicardias, alteraciones de la tensión arterial (descompensada, variable).

Aumento en la velocidad de sedimentación globular.

Intolerancias digestivas de origen hepático.

Hipertiroidismo.

Dismenorreas, metrorragias, dificultades preparto,

Mal drenaje de los productos catabólicos.

Exceso de colesterol.

Alteraciones del comportamiento con irritabilidad y ansiedad.

Náuseas y vómitos inespecíficos.

Ataxias, distrofias musculares, falta de energía.

Zumbidos de oído, otosclerosis, hipoacusias.

Ceguera.

Esclerosis múltiple.

Comportamiento inquieto, esquizofrenia leve.

Epilepsia infantil.

Altos niveles de cobre.

Enfermedades cardiacas.

Acetonemia infantil.

Colitis por ansiedad.

Ulcera gastroduodenal por nerviosismo.

Cistitis infecciosa.

Preventivo de la prostatitis.

Litiasis renal.

Tuberculosis renal evolutiva.

Parotiditis con espasmofilia.

Ciática.

Falta de memoria en adultos.

Degeneración grasa del hígado.

OLIGOTERAPIA

MANGANESO-COBRE

Esta terapia trata de modificar el terreno de la enfermedad, evitando que se haga crónica. No cubre carencias nutricionales.

DIÁTESIS 2

Hiposténica

(Insuficiencia de energía, Pulmón, Intestino grueso, Metal)

Se declara en personas jóvenes, tranquilas y de temperamento equilibrado y muy reflexivas, aunque con cierta tendencia al pesimismo o quizá a no valorarse adecuadamente. Suelen tener un buen control de sus emociones intensas, sus pasiones permanecen casi siempre en su interior, aunque una ligera observación a sus ojos y sus gestos nos delatará lo que en realidad pasa en su corazón.

No son irascibles y solamente pierden las buenas maneras después de esfuerzos intelectuales o físicos intensos. De memoria muy selectiva y metódica, tienen una filosofía propia sobre la vida y las gentes, la cual les sirve perfectamente para no caer en depresiones o conflictos emocionales. Amigos de las causas justas, son propicios a demandar ayuda con demasiada frecuencia a pesar de ser muy trabajadores. Poco apasionados por las cosas vulgares que les rodean, pueden parecer poco emotivos y estáticos, pero realmente es que tienen la mente en las estrellas, en el futuro.

De sueño fácil y profundo, son bastante trasnochadores y aunque se levantan pletóricos de energía poco a poco van acumulando un cansancio excesivo, especialmente por no dormir el número de horas que necesitan. Cuando se acuestan temprano resisten bien las jornadas laborales duras y gracias a que son pausados en sus movimientos no malgastan las energías corporales inútilmente. Realizan cortas pausas para recuperarse y estirarse y esto les permite tener una gran capacidad de trabajo a pesar de no ser fuertes.

Aunque muscularmente nunca serán fuertes, sus defensas orgánicas trabajan bien y no suelen tener enfermedades serias salvo en el aparato respiratorio. Si no se cuidan, los inviernos le afectarán especialmente y la sinusitis, los catarros y los resfriados les acompañarán con frecuencia. Aunque el deporte les sienta bien, no suelen ser amantes del ejercicio ni de la continuidad en él. Si lo hacen será por reto personal, no por entusiasmo.

También acusan a lo largo de su vida problemas dérmicos, acné, psoriasis y quemaduras solares, lo mismo que infecciones de vías urinarias. Las mujeres tienen menstruaciones complicadas, hipotiroidismo e inflamaciones de los ganglios linfáticos.

Esta Diátesis 2 o hiporreactiva, nos muestra a individuos de fatiga pronta, cansados o desganados, con una resistencia psicológica, mental y física limitada, hasta llegar a veces a ser insuficiente. Con lentitud en los gestos, en el habla, por la tarde están decididamente cansados, y la fatiga crece a medida que transcurre el día o la semana. Por este motivo sus bajas laborales obedecen casi siempre al agotamiento, percibiéndose que realizan sus labores con cierta lentitud, como si quisieran ahorrar fuerzas, pues consciente o inconscientemente, se perciben limitados físicamente.

Intelectualmente suelen tener dificultad para concentrarse y fijar la atención, pero superada esa dificultad son más metódicos y se esfuerzan mucho. Las capacidades intelectuales suelen estar limitadas por esa falta de atención crónica, ya que al hablarles se distraen con frecuencia. No obstante, una vez memorizados sus conocimientos los aplican con mayor eficacia que los demás.

Por eso suelen ser autodidactas, deseosos de aprender por sí mismos y sin ayuda, llegando así a descubrir nuevos campos y matices. Al final, sus conocimientos serán muy profundos.

Con tendencia a la tristeza y al pesimismo, más inclinados a la reflexión que a la aventura y la iniciativa, reflexionan mucho antes de tomar una decisión, quizá porque ven el resultado de sus acciones como si su mente fuera una pantalla de cine.

Padecen con frecuencia:

Patologías respiratorias, especialmente bronquiales y pulmonares, asma no alérgica, tuberculosis, pleuritis, así como enterocolitis, diarreas y estreñimientos. Con tendencia a la anemia y leucopenia, en la niñez tendrán cierto retraso en el desarrollo físico, con testículos ocultos, laxitud de ligamentos, y poco desarrollo muscular, aunque la estatura suele ser normal.

Es frecuente que padezcan enuresis hasta altas edades, cistitis frecuentes, acné de tipo infeccioso, forúnculos hipotiroidismo y a nivel digestivo, tendencia a úlceras duodenales.

Como síntesis:

Infecciones de vías respiratorias que se agravan en el invierno como bronquitis, asma, sinusitis, vegetaciones, otitis y faringitis.

Afecciones dérmicas con acné, dermatosis, manchas y picores.

Alteraciones de ovarios e hipotiroidismo.

Anemias y reumatismos articulares no deformantes.

VITAMINAS

VITAMINA K

Aplicaciones ortomoleculares

Metabolismo óseo: la vitamina K *participa en el metabolismo del hueso* ya que una proteína ósea, llamada osteocalcina, requiere de la vitamina K para su maduración. Es decir, promueve la formación ósea en nuestro organismo. Existen estudios que sugieren que la vitamina K ayudaría a aumentar la densidad ósea y evitaría fracturas en personas con osteoporosis. De todos modos, se requieren más investigaciones aún para confirmar el papel de la vitamina K en relación a la prevención y tratamiento de la osteoporosis.

La deficiencia de vitamina K es rara en las personas adultas sanas debido a que su presencia en los alimentos está muy generalizada. La vitamina K sintetizada por las bacterias intestinales (vitamina K2) y la reserva de vitamina K presente en el hígado, colaboran también para que no exista deficiencia.

100 mg tres veces por día reducen la inflamación.

VITAMINA C

Aplicaciones ortomoleculares

Hemorragias, sobre todo de las encías y la retina. En traumatismos con derrames, en las úlceras sangrantes, en la hematuria y, en resumen, en cualquier proceso que curse con hemorragia aunque no exista carencia de vitamina C.

Alteraciones óseas y dentarias, para reforzar la dentadura.

Disminución de la resistencia en *infecciones*, especialmente en los meses de invierno y como preventiva de *estados* gripales. En dosis altas produce un aumento en los niveles de gamma-globulinas y estimula la capacidad de adaptación de la glándula suprarrenal.

Enfermedades gastrointestinales, como hipocloridia o flora intestinal anormal. En las *colitis* ulcerosas, úlcera duodenal o gástrica.

Geriatría y procesos de *envejecimiento* prematuro.

Amigdalitis, para reforzar las defensas.

Anemias, especialmente en las ferropénicas ya que aumenta la absorción del hierro.

Lactancia, como preventivo del escorbuto.

Herpes, sobre todo el recidivante.

Cataratas, en las formas seniles unida a otras vitaminas.

Fracturas, para asegurar la consolidación.

Alergias, tales como asma bronquial, rinitis, urticarias, etc.

Cansancio primaveral, como preventivo un mes antes.

Intoxicaciones medicamentosas o producidas por álcalis.

Enfermedad de Addison, y en todas las insuficiencias suprarrenales.

Antibioterapia, para reforzar las defensas, corregir los efectos secundarios y evitar resistencias bacterianas.

Hipotensión, cuando exista astenia, fatiga o psicoastenia.

Hiperpigmentación, del anciano.

Vómitos, por su acción estimulante del cuerpo lúteo, en los de la embarazada.

Esfuerzos musculares, en deportistas y para prevenir agujetas.

Alcoholismo, en las formas crónicas y para abortar efectos secundarios graves del medicamento Disulfiram.

Otras aplicaciones

Retraso del crecimiento, debilidad nerviosa, alteraciones del carácter, edemas, arteriosclerosis, reuma, endocarditis y miocarditis, caries, diabetes, disnea, tuberculosis cutánea, trastornos circulatorios, dolores articulares, aborto habitual.

VITAMINA E

Aplicaciones ortomoleculares

Esterilidad masculina: Asociada a la vitamina A cuando exista posibilidad de degeneración del epitelio germinal.

Criptorquidia: Antes de administrar hormonas gonadotropinas se puede hacer un ensayo con vitamina E en niños que no hayan cumplido los seis años de edad. Posteriormente, el tratamiento solamente con la vitamina no da resultado.

Embarazo: Es útil para asegurar la absorción por el feto de las sustancias nutritivas del organismo materno y para el buen funcionamiento de la placenta.

Aborto: Cuando exista infantilismo genital en la mujer, en casos de aborto habitual o en la amenaza de aborto. También cuando existan tendencias a partos prematuros o partos de fetos muertos. Hay que asociarla a la vitamina C.

Climaterio femenino: La menopausia es una buena indicación, mucho más en sus comienzos y con más razón cuando se den vaginitis por sequedad de la mucosa y prurito vulvar.

Metrorragias: Por hiperfoliculismo.

Riesgo de trombosis: Asociada o sustitutiva del ácido acetilsalicílico.

Síndrome adiposo-genital: En los casos que aparecen en la pubertad y en todas las obesidades.

Cretinismo: En todas las formas endémicas ya que es coadyuvante en la formación de la hormona tiroidea.

Afecciones del tejido conjuntivo: Y en las afecciones oculares.

Insuficiencia coronaria: Por su acción antioxidante de los ácidos grasos es útil en todos los accidentes cardiovasculares, en la arteriosclerosis, la degeneración del miocardio y las úlceras varicosas.

Cirrosis hepática: Por su papel protector hepático y para prevenir su degeneración grasa.

Jaquecas: Asociada eventualmente a la vitamina A.

Piorrea: Asociada a las vitaminas A, B y C.

Lupus eritematoso: Tanto en su fase crónica como en las formas escleróticas.

Inmunidad deprimida: Junto a la vitamina C y A.

Distrofia muscular progresiva: Unida al selenio.

Fiebre reumática: Unida al cobre

Envejecimiento prematuro: Para prevenir y corregir las arrugas y estimular la glándula pineal.

VITAMINA D

Aplicaciones ortomoleculares

Osteoporosis: Especialmente en las producidas por la administración de corticoides.

Embarazo: Como profiláctico del raquitismo del niño y de la osteomalacia puerperal.

Lactancia: Como profiláctico del raquitismo.

Tetania: Se administrará junto al tratamiento específico hormonal mientras exista el déficit paratiroideo.

Afecciones gastrointestinales crónicas: Cuando existan trastornos en la absorción de las grasas.

Fracturas espontáneas: En niños pequeños y ancianos.

Retrasos en la dentición: Cuando existan riesgos de poca absorción del calcio y el fósforo.

Enfermedades infecciosas prolongadas: Especialmente si hay abundante sudoración y poco apetito.

Tuberculosis: Puede ser útil en las formas óseas.

Alergias: En unión al calcio.

Distonías neurovegetativas: Por su acción sobre el sistema vegetativo se puede aplicar en las depresiones del adulto y en las manifestaciones emocionales del raquitismo infantil.

Se utilizan dosis entre 5.000 y 50.000 UI diarias.

También se puede aplicar en:

Rinitis vasomotoras, asma bronquial, eczemas, anemias y enfermedad de Basedow (tiroides). También en las heridas, quemaduras, osteomielitis, cataratas y leucorrea inespecífica (flujo vaginal).

Se recomienda su ingestión en el tratamiento del Lupus, junto a una dieta rica en calcio, así como para mejorar la permeabilidad capilar.

Los investigadores señalan que la vitamina D es un potente inhibidor de la respuesta proinflamatoria y ralentiza la rotación de los leucocitos.

La longitud de los telómeros (extremos de los cromosomas) de los leucocitos predice el desarrollo de las enfermedades relacionadas con el envejecimiento, y la longitud de estos telómeros disminuye con cada división celular y con el aumento de la inflamación.

Se concluyó que los altos niveles de vitamina D, fácilmente modificables a través de suplementos nutricionales, se asociaron con una mayor longitud de los telómeros.

Esto pone de relieve los efectos potencialmente beneficiosos de la vitamina D sobre el envejecimiento y las enfermedades relacionadas con la edad.

ÁCIDO FÓLICO

Aplicaciones ortomoleculares

El ácido fólico también brinda beneficios al aparato cardiovascular, al sistema nervioso, y a la formación neurológica fetal entre otros. Dada su gran importancia para el ser humano, muchos de los alimentos que hoy consumimos llevan ácido fólico adicionado.

Anemias intensas o refractarias a los tratamientos convencionales.

Vitíligo.

Los suplementos de ácido fólico se pueden utilizar para tratar problemas menstruales y úlceras en las piernas por déficit de oxígeno.

Enfermedades cardiovasculares.

Anorexias no psicógenas.

Insuficiencia de jugos gástricos.

Depresiones intensas o psicosis.

Es muy útil en la menopausia ya que consigue incrementar la cantidad de estrógenos segregados por los ovarios, evitando así las sensaciones molestas como los sofocos o la tendencia a la displasia del cuello del útero.

Dolores musculares asociados al envejecimiento.

VITAMINA B1

Aplicaciones ortomoleculares

Neuralgias: en especial las del trigémino, aunque siempre por vía oral ya que las formas inyectadas pueden irritar el nervio ciático.

Afecciones gastroentéricas: con mayor razón cuando existan hemorragias y diarreas repetidas. También en presencia de vómitos, hipercloridia y gases.

Alimentación inadecuada: exceso de hidratos de carbono refinados, harinas o dulces.

Cirrosis hepática: y sus consecuencias, tales como anorexia, dispepsias, etc.

Afecciones cardiovasculares: taquicardia, palpitaciones, disnea, adormecimientos, pinchazos.

Deliriums tremens: cualquiera que sea la causa que la produjo, especialmente si hay alcoholismo crónico.

Infecciones: asociada a los tratamientos habituales.

Diabetes: como coadyuvante en los comas hipoglucémicos y para mejorar el metabolismo de la glucosa.

Anorexia: cualquiera que sea la causa que la produjo, tales como atonía gástrica, pérdida de fuerza, depresión nerviosa, insuficiencia circulatoria, insuficiencia suprarrenal o fiebre.

Infarto de miocardio: como estimulante de la circulación coronaria. En las cardiopatías de los hipertensos y embarazadas.

Otras aplicaciones:

Acrodinia infantil, una sensibilidad extrema de pies y manos.

En el íleo (parálisis intestinal) postoperatorio, con el fin de estimular la motilidad intestinal anulada por la anestesia.

En el estreñimiento atónico.

En las parálisis pos-infecciosas.

En todos los casos de intoxicación etílica, medicamentosa o profesional.

En los deportistas para disminuir los tiempos de recuperación, la fatiga muscular y las agujetas, especialmente si toman suplementos de glucosa.

En los diabéticos, hipotensos y arterioscleróticos.

En todos los casos de reumatismo, neuralgias y neuritis.

Durante el tratamiento con antibióticos.

En la insuficiencia de desarrollo infantil.

En las amenorreas primarias o premenopáusicas.

En las neurosis y depresiones, especialmente veraniegas.

En la gota y el bocio endémico.

Durante la lactancia.

En casos de insomnio rebelde.

NUTRIENTES DE ESPECIAL INTERÉS

Hay que evitar especialmente la ingestión de pipas de girasol, crustáceos y carnes de en general.

DL-FENILALANINA

Funciones orgánicas:

Junto a la Tirosina actúa de manera decisiva en los procesos de pigmentación cutánea.

Mejora la agudeza mental y la memoria, especialmente en los ancianos.

Es un moderador del apetito de media mañana.

Regula el metabolismo de las grasas y de la glucosa, contribuyendo así a controlar el sobrepeso.

Colabora en la misión de los neurotransmisores nerviosos.

Ayuda a formar el colágeno y la elastina, actuando, además, como antiinflamatorio en las enfermedades reumáticas.

Corrige la dismenorrea y aumenta la libido en ambos sexos.

Es un eficaz antidepresivo al estimular la producción de endorfinas y norepinefrina.

Actúa como analgésico general.

Síntomas carenciales:

Vitíligo y canicie precoz.

Depresión endógena, ansiedad y falta de interés por el entorno.

Cataratas, congestión ocular.

Aumento de la sensibilidad al dolor, especialmente en las jaquecas y enfermedades inflamatorias.

Alteraciones graves de la conducta.

Aumento desmesurado del apetito con pérdida simultánea de energía.

Pérdida de la memoria y poca capacidad de concentración.

Aplicaciones no carenciales:

Cualquier alteración en las facultades intelectuales.

Disminución del apetito sexual.

Obesidad.

Artrosis y reumatismos dolorosos.

Inflamaciones traumáticas.

Falta de pigmentación cutánea o capilar.

Dolores en general.

Alteraciones del comportamiento y del carácter.

Notas de interés

Hoy en día existen numerosos preparados comerciales que contienen Fenilalanina (incluidas cremas bronceadoras,) y aunque no se han demostrado efectos secundarios deben abstenerse de tomarla las personas de carácter agresivo o muy nerviosas, así como los enfermos de fenilcetonuria, una enfermedad metabólica en la cual no se metaboliza la fenilalanina, existiendo siempre un exceso de ella en sangre.

Si se está en tratamiento médico por hipertensión, obesidad, depresiones, fenilcetonuria o antiinflamatorios, es mejor consultar a un médico experto en aminoácidos antes de ingerirla. Como siempre, el embarazo es un estado en el cual no se debe tomar ningún suplemento sin consultar al médico.

Sus efectos se potencian tomando Taurina y Tirosina, así como vitaminas C y B.

GLUCOSAMINA

La glucosamina (sulfato de glucosamina) es uno de los tres principales componentes estructurales que se encuentran en los productos más populares que ofrecen respaldo a las articulaciones y es el suplemento ideal para la salud de las articulaciones y los cartílagos. Funciona como lubricante a fin de aportar soporte nutricional a articulaciones sanas para tener mayor comodidad de movimiento, sirviendo igualmente para ayudar a la movilidad y la flexibilidad, al mejorar la amplitud de movimiento.

Es un componente estructural clave en los cartílagos, que nutre y revitaliza los componentes celulares en el interior de las articulaciones. Se extrae del caparazón de los camarones, la langosta y el cangrejo, como también de fuentes no animales.

Un estudio clínico demostró que las personas que tomaron sulfato de glucosamina después de dos semanas mejoraron significativamente la salud general de las articulaciones.

Además, tuvieron calificaciones más altas en la escala de salud y en una escala libre de movilidad. La glucosamina demostró ser efectiva para la salud general de las articulaciones.

Otro estudio de tres años sobre los efectos del sulfato de glucosamina (212 sujetos que tomaron 1.500 mg por día) demostró que el sulfato de glucosamina mantuvo los cartílagos de las rodillas saludables. Además, la glucosamina mejoró significativamente la salud de las articulaciones y la amplitud de movilidad comparada con el placebo.

Beneficios:

Ideal para la salud de las articulaciones y los cartílagos

Nutre y revitaliza los componentes celulares del interior de las articulaciones

Funciona como lubricante para mejorar la salud de las articulaciones

Contribuye a la movilidad y la flexibilidad al estimular mayor amplitud de movimientos.

CONDROITINA

La condroitina (sulfato de condroitina) pertenece a una clase de moléculas muy grandes llamadas glucosaminoglicanos, los componentes estructurales clave en la formación del cartílago. El sulfato de condroitina se fabrica a partir de fuentes naturales, tales como el cartílago de bovinos y tiburón. En los humanos, el sulfato de condroitina es uno de los constituyentes principales del cartílago y brinda soporte estructural para los cartílagos y las articulaciones.

Un estudio de seis meses controlado por placebo que evaluó los efectos de 800 mg de sulfato de condroitina sobre las articulaciones de la rodilla demostró una diferencia significativa desde el punto de vista estadístico y favoreció al sulfato de condroitina en todos los parámetros evaluados, incluyendo la salud de las articulaciones y el tiempo de caminata.

Otro estudio controlado por placebo demostró que los sujetos que consumieron 1 gramo por día de sulfato de condroitina mejoraron considerablemente la salud de las articulaciones en general cuando fue comparado con el placebo.

Beneficios:

Brinda respaldo estructural para los cartílagos y las articulaciones

Lubrica y suaviza las articulaciones

Mejora la movilidad y flexibilidad de los movimientos de las articulaciones.

MSM (también llamado metilsulfonilmetano)

El metilsulfonilmetano, o MSM, es una fuente natural de azufre, un mineral que es esencial para la formación del colágeno, del tejido conectivo, y de los cartílagos de las articulaciones saludables. El MSM, que contribuye de manera importante al mantenimiento de las articulaciones y los cartílagos, suministra ingredientes vitales que ayudan a los componentes celulares en sus articulaciones. Además de sus efectos beneficiosos en las articulaciones, el MSM puede funcionar como antioxidante tanto en los componentes solubles en grasa como solubles en agua del cuerpo.

Beneficios:

Es vital en la formación del colágeno, del tejido conectivo y de los cartílagos de las articulaciones.

Ayuda a los componentes celulares de las articulaciones.

NOTA: Las combinaciones de glucosamina, condroitina y MSM cuando son usados en las dosis apropiadas, deben ser parte de un programa para mantener las articulaciones saludables.

HOMEOPATÍA

CIMICIFUGA 9CH

Características patogénicas:

Peor durante la menstruación. Dolores como shocks eléctricos o calambres, agudos, lacerantes. Excesivo dolor muscular después de cualquier esfuerzo muscular violento. Afecta a los nervios, pero sobre todo a los músculos. Agitación y dolor. Peor del lado izquierdo; con reumatismo. Especialmente útil en mujeres reumáticas; los trastornos aparecen o aumentan durante la menstruación y la menopausia.

Empeora: por frío húmedo; aire frío; de noche y de mañana; sentado; por alcohol.

Mejoría: por el calor; comiendo; en reposo; al aire libre; por la presión; por el movimiento suave y continuado.

ARNICA CH4

Cada 30 minutos, y espaciar a medida en que cedan los síntomas.

Características patogénicas:

Es eficaz en cualquier clase de traumatismo, en los postoperatorios, después del parto, en la fatiga del deportista y después de cualquier trabajo intenso.

Mejora la congestión sanguínea de la cara y la nariz, especialmente si el cuerpo permanece frío, cuando se tienen escalofríos y deseos intensos de beber, así como en las afonías de los cantores después de un gran esfuerzo con la voz.

En estos casos es normal encontrarse con un sujeto a quien le huele el aliento y sus heces son fétidas. También lo utilizaremos en la trombosis, las parálisis, los espasmos arteriales, la arteriosclerosis, el infarto de miocardio y la tosferina. Igualmente en la ciática, varices, apoplejía, hemorragias de la retina y los abscesos purulentos.

En los traumatismos antiguos bastará con una dosis semanal a la 30 CH, mientras que en los casos agudos emplearemos la 4 CH. No obstante, árnica funciona bien a cualquier dilución, incluso como tintura madre.

Empeora: Se agrava con cualquier movimiento o vibración y el enfermo no soporta que se le toque o manifiesta un intenso miedo al médico y sus manipulaciones. Con el reposo y por el vino.

Mejoría: Estando acostado con la cabeza baja.

Otras aplicaciones

Shock o trauma psíquico, con el rostro caliente y los miembros fríos. En hemorragias nasales y de retina, después de intervenciones dentales o quirúrgicas, en el sarampión, dolor de espalda y posparto. Embarazo. Anuria. Apoplejía. Conmoción cerebral. Cansancio. Epistaxis. Fracturas. Forúnculos. Hemoptisis. Hemorragias. Laringitis. Púrpura. Ciática.

Sinergias: Rhus toxicodendrom (cansancio, agitación). Bellis perennis (traumatismo pélvico). China officinalis, Ipeca (hemorragias), Lachesis, Sulphuricum acidum (equimosis).

Complementario frecuente: Natrium sulphuricum

En resumen:

Traumatismos en general, inflamaciones y miedo o rechazo al contacto físico.

ACONITUM CH4

Características patogénicas:

En todas las sintomatologías febriles, en la amenorrea que se declara después de un enfriamiento, en las neuralgias por frío, y en la hipertensión arterial que hace pensar al enfermo que padece un infarto. Es uno de los mejores remedios como antiinflamatorio, analgésico y detumescente.

También lo emplearemos a la 3CH en: ciática, gota, síntomas reumáticos, tos espasmódica, neuralgias del trigémino, asma, amigdalitis y laringitis, así como en las secuelas de hemiplejia.

Aortitis. Blenorragia. Bronquitis. Bronconeumonía. Cefalea. Congestión pulmonar. Coriza. Endocarditis. Epididimitis. Fiebre amarilla. Gripe. Hemoptisis. Hemorragias. Laringitis. Mastitis. Melancolía. Neumonía. Neuralgias. Otitis. Palpitaciones. Parálisis. Peritonitis. Pleuresía. Sarampión. Taquicardia.

Agravación: Por la tarde, hacia la media noche, después de exponerse a un viento frío y seco, estando acostado sobre el lado doloroso y en una habitación caliente.

Mejoría: Al aire libre, por el reposo y después de una transpiración.

Otras aplicaciones

Pesadez en la frente, fiebre después de un susto, estornudos y abundancia de mucosidad nasal, dificultad al tragar, garganta seca y ardiendo, tos dolorosa que mejora al acostarse de lado y en ocasiones expectoración con sangre, hipersensibilidad al ruido e incluso dolor de oídos intenso, dolores al orinar.

En resumen

Afecciones que cursan a causa del miedo. Dolores intensos que aparecen bruscamente. Gripes y enfriamientos.

Insomnio después de un susto, sueños ansiosos e intensa agitación.

Susto o shock intenso, pesadillas, miedo a la muerte

BRYONIA ALBA 5CH.

Aplicaciones

Se empleará en cualquier estado patológico que produzca sed intensa, fiebres intermitentes y que se agrave con el movimiento, especialmente en la artritis reumatoide, las cefaleas frontales, las articulaciones doloridas, las punzadas de costado, las pleuritis y pleuresías, así como las afecciones del aparato respiratorio que impliquen tos seca dolorosa y dolores en el esternón.

También es útil en los problemas digestivos que cursan con fiebre, náuseas, vómitos y diarreas, si se agravan con el movimiento y mejoran con el reposo. Igualmente en las afecciones hepáticas, dolores punzantes en el esternón y tórax, inflamaciones pleurales y tos gripal.

En las mujeres es de gran ayuda en las mastitis y los senos dolorosos a la presión.

Otras aplicaciones

Dolores de cabeza que abarcan desde la frente a la parte posterior y que comienza por la mañana. Suele mejorar al cerrar los ojos y con la quietud, aunque el rostro puede enrojecerse y el cabello estar sensible al tacto. En los ojos llorosos, la tos seca que acaba en vómitos, las punzadas en el pecho y síntomas similares a la gripe.

En el sabor amargo, lengua blanca, vómitos de bilis, abdomen hinchado y aversión a la carne. Dolor abdominal intenso, ardiente, punzante en la pared torácica y el esternón que no soporta la presión y puede alternarse el estreñimiento con la diarrea.

En resumen

Enfermedades que mejoran con el reposo, el silencio y al aire libre, y se desarrollan después de un enfriamiento.

CALCÁREA CARBÓNICA 4CH.

Aplicaciones

De aplicación en niños que padezcan problemas de garganta, otitis, bronquitis, trastornos del crecimiento y eczemas. En el raquitismo, espasmos infantiles, tuberculosis cutánea, sudores en la cabeza, heces ácidas, vómitos ácidos, menstruaciones prolongadas y abundantes, y tumefacción de los ganglios linfáticos.

En los adultos obesos, especialmente si padecen gota, diabetes, hipertensión, pólipos, migrañas y/o artrosis. Para el exceso de flujo en las niñas, en la menstruación prematura y la leucorrea.

Otras aplicaciones

Mucosidad nasal amarillenta, con hinchazón del labio superior y amígdalas hipertrofiadas. Tos seca nocturna, mal sabor de boca, intolerancia a la leche, frío en el cuerpo y sudores nocturnos. Pesadillas, problemas dentarios en los niños pequeños, grietas del pezón en las mujeres, y caspa o costras de leche en los niños.

Imprescindible en la resolución de las litiasis renales y su prevención.

En resumen

Niños asustadizos, con tendencia al sobrepeso, que sudan de noche por la frente y nuca, y que tienen problemas con la dentición.

BELLADONNA CH4

Aplicaciones

Es muy eficaz en amigdalitis, faringitis y escarlatina, especialmente si hay fiebre alta, rubor y dolor (5 CH cada hora). En cualquier proceso febril intenso, cuando hay calambres y convulsiones (8 CH). También en la menstruación prolongada e intensa y las inflamaciones uterinas.

Otras aplicaciones

Dificultades en la deglución. Dolores cólicos que mejoran al inclinar el tronco hacia atrás. Dolor de cabeza pulsátil y especialmente durante las enfermedades con fiebre o después de la exposición al sol. Fotofobia, conjuntivitis sin lagrimeo, dolores del oído derecho que se extienden al rostro. Garganta seca con dolor al tragar y amigdalitis del lado derecho. Espasmos por fiebre, con pesadillas. Enfermedades eruptivas infantiles.

En resumen

Cualquier brote de calor o enrojecimiento, sea interno o externo, preferentemente del lado derecho, de aparición brusca e intensa.

RHUS TOXICODENDRON CH9

Aplicaciones

Dilución a la 9 CH varias veces al día en reumatismos, esguinces, luxaciones y fatiga muscular por excesos deportivos. También en los reumatismos inducidos por la humedad.

Trataremos también los problemas de piel como la dermatosis, el herpes, el acné y la conjuntivitis, así como la gripe y la fiebre tifoidea. Es eficaz en tortícolis, neuralgias, vesículas en la piel, luxaciones y alteraciones del carácter que cursen con depresión y ansiedad.

Otras aplicaciones

Vesículas y ampollas, exantemas, y deseos de soledad y llorar.

En resumen

Síntomas que empeoran con el reposo, la humedad y el frío.

SALES DE SCHÜSSLER

CALCÁREA FLUORICA 6DH

Fluoruro cálcico, CF

La encontramos en las células del tejido conjuntivo y fibroso, en el periostio, los tendones, el cristalino y la piel.

Actúa sobre todos los tejidos de sostén, especialmente los ligamentos, el esmalte dentario y la médula ósea. Mantiene la elasticidad de los tejidos. Actúa también en las fibras elásticas, membranas óseas y glándulas endocrinas.

Esta sal mineral es importante constituyente de las uñas, huesos, y su carencia provoca retraso en el desarrollo óseo, flojedad ligamentosa, varices y hemorroides. Presente en esmalte dental, huesos, células epidérmicas y tejido conjuntivo, produce un efecto de sostén y reabsorción de induraciones (endurecimientos) vasculares.

Su acción fundamental se desarrolla en el sistema retículo-endotelial, teniendo actividad sobre todas las fibras del organismo. Particularmente útil en la prevención y tratamiento de los estados de ptosis (prolapsos) de órganos abdominales y de la pérdida de tono de los vasos sanguíneos y linfáticos; es importante en el tratamiento de los tumores vasculares y para evitar la metástasis de los tumores una vez tratados.

Su acción más visible está en la corrección de los estados debilitados de huesos y dientes, donde puede evitar y tratar la caries dental, las deformidades en el crecimiento de los dientes y en la calidad de los mismos. En los huesos, evita las deformidades debidas a desequilibrios del calcio y el flúor; trata los tumores óseos y los fibromas en cualquier estado.

Su carencia produce hemorragias uterinas y ausencia de dolores durante el parto.

La contienen en cantidades importantes el albaricoque, tomate, trigo, uvas, arroz, cebada, patatas, espárragos, espinacas y el té.

ESPECIALIDAD

Circulatorio, digestivo, odontología, traumatología, reumatología, ginecología.

TIPOLOGÍA

Cara asimétrica.

Dientes mal colocados.

Piel dura y agrietada

Cansancio y falta de fuerzas sobre todo por las mañanas.

Ptosis (caída) mamaria, intestinal o parpadeal.

Articulaciones laxas: las luxaciones y los esguinces se producen con facilidad.

Psicología: Persona inquieta, le cuesta tomar decisiones. Desorientada.

EMPEORA: Tiempo frío y húmedo, niebla.

Hipersensibilidad al tiempo nublado.

Empeoramiento por reposo.

Con el descanso.

MEJORA: Con el movimiento, aire fresco y calor.

OTROS SÍNTOMAS:

Mucosidad espesa o grumosa de color amarillo verdoso.

Lengua con aspecto de mapa y con grietas.

Otros:

Cáncer.

Deficiencias del esmalte dentario.

Fibrosis glandular.

Raquitismo, osteoporosis y tobillos frágiles.

Debilidad conjuntiva: descenso de órganos (ptosis).

Cicatrices problemáticas.

Fibromas.

Inflamación nudosa de la glándula mamaria.

Sífilis.

Tumores glandulares indurados.

Retroceso de las encías, cataratas y visión borrosa.

Previene daños en la dentadura.

Ronquera después de leer en voz alta.

Adenopatías cervicales duras como piedras; lumbago crónico.

Úlceras en el cuello cabelludo.

Cicatrices y adherencias postoperatorias.

OBSERVACIONES

Su carencia ocasiona dificultad para la síntesis de fibras elásticas.

Remedio importantísimo para el tejido conjuntivo y para las fibras elásticas.

El sistema retículo-endotelial.

Los dientes.

La piel.

Favorece la retención de calcio por los huesos.

Reblandece y facilita la reabsorción de los tejidos endurecidos.

PLANTAS MEDICINALES

HARPAGOFITO

Composición:

Procúmbico, harpagoquinona, harpagósido, harpágido, flavonoides, esteroles, estaquiosa y ácidos triterpénicos.

Usos medicinales:

Antiinflamatorio. Es el remedio natural más empleado en las afecciones reumáticas, superando en la mayoría de los casos a los compuestos químicos. Su ausencia de efectos secundarios y el hecho de que la curación llegue por la regeneración y no por el efecto analgésico, le hacen ser un antirreumático de primer orden. Tiene efectos analgésicos moderados y es eficaz en artrosis, artritis reumatoide y gota. No solamente se tolera bien a nivel gástrico sino que ejerce un efecto favorable en las afecciones gastrointestinales.

Otros usos:

Mejora las neuralgias, la prostatitis, el adenoma de próstata y el exceso de colesterol. También en litiasis renal.

Toxicidad:

Aunque no tiene toxicidad no administrar en el embarazo.

ORTOSIFÓN

El ortosifón o "té de Java" es originario del Asia tropical, concretamente de Malasia e Indonesia. Sus originales flores azul violáceo poseen unos estambres muy largos, por lo que también se le conoce como bigotes de gato. En India e Indonesia se utiliza desde hace siglos para tratar las enfermedades renales y de la vesícula. Fue a finales del siglo XIX cuando el mundo occidental empezó a interesarse realmente por esta exótica planta medicinal y cuando se descubrieron sus extraordinarias propiedades como drenante general del organismo.

Propiedades:

En fitoterapia se utilizan sus hojas por su riqueza en flavonoides, polifenoles, aceites esenciales y potasio. Es un potente diurético, indicado para acelerar la pérdida de peso en regímenes de control de peso. Además, su riqueza en flavonoides estimula la eliminación de la grasa acumulada en las células. Aumenta la eliminación renal de los líquidos, la urea y el ácido úrico. Debido a su acción drenante, favorece la eliminación de cálculos biliares y renales. Asimismo, está indicado para prevenir las recaídas de cólicos nefríticos. En asociación con una planta antiinflamatoria como el harpagofito, constituye un buen tratamiento de la gota.

ONAGRA

Composición:

Ácidos grasos esenciales.

Usos medicinales:

Factor decisivo en el metabolismo de las prostaglandinas y en la formación de la piel. Tiene una importancia alta en la regulación de la síntesis de las prostaglandinas, así como en la alergia y las defensas orgánicas. Eficaz en la dismenorrea, esclerosis múltiple, envejecimiento cutáneo y artritis reumatoide. Se recomienda en el eccema atópico, la falta de lágrima o secreción vaginal, la neuropatía diabética, prevención de trombosis, y control del colesterol.

Otros usos:

Se emplea en el tratamiento de la esquizofrenia y en niños hiperactivos. Hay que emplearla unida a la vitamina E por su facilidad para oxidarse. También se pueden emplear las raíces, flores y hojas, pues estas dos últimas también contienen los preciados aceites esenciales. Poseen propiedades tónicas del sistema nervioso, son antiespasmódicas y calmantes.

Para las afecciones reumáticas tomar seis perlas al día.

SAUCE

Composición:

Resina, salicina, tanino, estrógenos, y colorantes.

Usos medicinales:

Baja la fiebre, provoca sudor y es analgésico. Aunque el uso de la aspirina le ha desplazado, vuelve a ser de interés al gozar de más y mejores aplicaciones sin efectos secundarios. Por ello se emplea con éxito para combatir la fiebre en las enfermedades infecciosas e incluso en la malaria. Para mejorar las enfermedades reumáticas, como antiinflamatorio y en las dismenorreas. También y aunque menos utilizado, se emplea contra el histerismo, la angustia y el insomnio, así como para corregir la acidez gástrica y las diarreas. Hay quien le atribuye buenos efectos contra la ninfomanía femenina. Externamente la corteza o las flores se pueden emplear para lavar heridas, llagas y realizar irrigaciones vaginales. Tiene sinergia con el saúco y el eucalipto para bajar la fiebre y con el harpagofito para mejorar las enfermedades reumáticas. La corteza del sauce debe tener al menos dos años y hay que pulverizarla en el momento de su uso, ya que no se puede conservar.

Otros usos:

Se emplea para calmar ardores sexuales en mujeres y hombres, quizá por su efecto somnífero.

Toxicidad:

No se conoce.

AZAHAR

Composición:

Esencia de limoneno, hesperidia, glucosa, tanino y ácidos en las hojas.

Limoneno, pineno, citroneol, nerol, canfeno, linalol y geraniol en las flores.

Citral, hesperidina, vitaminas, enzima, pectina y flavonoides en la corteza de los frutos.

Usos medicinales:

La esencia de Azahar tiene efectos sedantes y antiespasmódicos. La cáscara del fruto es digestiva y venotónica. Las flores y, por tanto, la esencia, son un remedio tradicional contra el insomnio, la excitación nerviosa y el histerismo. Alivia la tos nerviosa y el estrés. La cáscara se emplea para las enfermedades venosas, especialmente hemorroides y varices, aunque también se le han encontrado buenos efectos en la arteriosclerosis. Mejora la resistencia capilar, los edemas por estancamiento venoso y la tendencia a las hemorragias. Es un buen remedio para aplicar en el embarazo por su inocuidad.

Otros usos:

Recientemente se emplea el aceite de sus semillas para combatir el exceso de colesterol, ya que son muy ricas en ácidos grasos esenciales. Tiene sinergia con la cáscara del limón en la patología venosa.

Toxicidad:

No tiene toxicidad.

UÑA DE GATO

Composición:

Isopteropodina, taninos catéquicos, polifenoles, mitrafilina, hirsutina e Isopteropodina-Aloisomérica.

Usos medicinales:

Inflamaciones en general, artritis reumatoide, cistitis, úlceras gástricas. Infecciones víricas, enfermedades autoinmunes. Se le reconocen, especialmente, importantes acciones sobre el sistema inmunitario y en el aumento de los leucocitos. Los últimos estudios demuestran efectos benéficos en la mitosis celular y retrasa o impide la implantación de células tumorales.

Otros usos:

Cáncer, especialmente en presencia o riesgo de metástasis. Herpes, envejecimiento. Se le han encontrado efectos intensos en la mejora del Alzheimer, especialmente unida al Ginkgo Biloba y al Romero.

CÚRCUMA

Composición:

Principio amargo, resina, almidón y ácidos orgánicos.

Partes utilizadas:

Las raíces y hojas

Usos medicinales:

Se emplea como tónico estomacal pues estimula la producción de jugos gástricos, siendo adecuado para abrir el apetito y en la hipoclorhidria. Es colagoga, carminativa y reduce el colesterol. Es un potente antiinflamatorio.

Otros usos:

Forma parte de la salsa curry, mezclada con coriandro, jengibre, comino, nuez moscada y clavo.

Toxicidad:

Tiene efecto anticoagulante.

El **cuello rígido,** responde a la aplicación local de aceite de mostaza, de corazoncillo o a las lociones de bayas de enebro, jugo de apio o de rábanos.

OTROS

DOLOMITA

La dolomita es un mineral de bicarbonato de calcio y magnesio, que aporta una proporción media de un 30% de calcio y un 22% de magnesio de su peso total. Por ello, se trata de uno de los suplementos más valiosos para la buena salud ósea.

Es fácilmente asimilable y se puede encontrar como comprimidos en tiendas de dietética y en farmacias.

Osteoporosis. La dolomita puede ser valiosa como tratamiento de la osteoporosis ya que el magnesio, tomado conjuntamente con el calcio, facilita la fijación de este último a los huesos y evita los efectos adversos que en ocasiones se presentan al consumir calcio solo (calcificación de tendones, acumulaciones perjudiciales de calcio en las articulaciones…).

La osteoporosis es una dolencia mucho más frecuente en la mujer debido a que a partir de la menopausia el déficit de estrógenos provoca que se vaya perdiendo la masa ósea hasta un 5% cada año. Este proceso degenerativo puede paliarse e incluso detenerse tomando cada día entre 1 y 3 gramos de dolomita, según la gravedad.

CARTÍLAGO DE TIBURÓN

El cartílago de tiburón es una fuente de proteínas, mucopolisacáridos, calcio y fósforo.

Actualmente, y después de numerosos estudios, se ha descubierto que es un potente antiinflamatorio y analgésico, además de estimular el sistema inmunológico, y también un potente inhibidor tumoral.

El cartílago de tiburón contiene principalmente, además de colágeno y sulfato de condroitina, mucopolisacáridos que se asocian con el colágeno para ser un potente remedio contra las bacterias.

Es un antiinflamatorio natural que ayuda en la recuperación de los tejidos, por lo que es muy recomendable cuando se tiene artritis. Ayuda en enfermedades como la psoriasis y la retinopatía por sus efectos regeneradores.

MEJILLÓN DE LABIO VERDE

Este producto está elaborado a partir del extracto de un molusco denominado Mejillón de labio verde o Perna canaliculus, el cual vive en forma salvaje, sin cultivar, en aguas limpias de Nueva Zelanda. Durante muchos siglos ha sido base esencial en la alimentación de los nativos maoríes, una raza autóctona de la región, ya que su gran riqueza en proteínas y su fácil recolección le hace un alimento extraordinario.

Pero junto a sus propiedades nutritivas se descubrieron otras virtudes incluso más importantes, especialmente su efecto antiinflamatorio. El investigador oceanógrafo John E. Croft escribió un libro dedicado enteramente a divulgar las propiedades curativas y nutritivas de este insólito molusco y unos laboratorios se hicieron eco de sus investigaciones, comercializándolo en forma de cápsulas.

Su gran difusión mundial (no hay que olvidar que junto a su efecto antiinflamatorio se le une su buena tolerancia gástrica), ha motivado que en la actualidad se cultive masivamente en granjas marinas especiales, libres de contaminación, en donde no solamente se estimula adecuadamente su crecimiento sino que se le recolecta cuando ha alcanzado la madurez necesaria.

La parte activa del Perna Canalículus son sus gónadas, las cuales se separan del resto de la carne y se elabora un extracto siguiendo una técnica aún no divulgada, con el fin de que conserve todas sus buenas propiedades.

Composición:

Básicamente es un alimento proteico (hay un 60% del peso total en proteínas)

Aplicaciones:

Como antiinflamatorio y regenerador articular se puede emplear en artritis, artrosis y dolencias reumáticas.

No tiene efecto analgésico, por lo que de notar mejoría se deberá a su efecto curativo, aunque éste no tiene por qué forzosamente manifestarse en las primeras tomas.